OCT DE JICHU YUANLI JI LINCHUANG YINGYONG

OCT的基础原理及临床应用

杨峻青　谢年谨　黄育铭 ◎ 主编

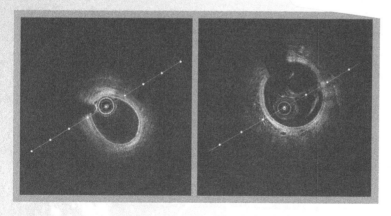

中山大学出版社
SUN YAT-SEN UNIVERSITY PRESS

· 广州 ·

版权所有　翻印必究

图书在版编目（CIP）数据

OCT 的基础原理及临床应用/杨峻青，谢年谨，黄育铭主编. —广州：中山大学出版社，2021.12
　ISBN 978-7-306-07360-0

　Ⅰ. ①O… 　Ⅱ. ①杨… ②谢… ③黄… 　Ⅲ. ①动脉粥样硬化—影像诊断
Ⅳ. ①R543.504

　中国版本图书馆 CIP 数据核字（2021）第 257406 号

出 版 人：	王天琪
策划编辑：	梁嘉璐　谢贞静
责任编辑：	梁嘉璐
封面设计：	林绵华
责任校对：	邓子华
责任技编：	靳晓虹
出版发行：	中山大学出版社
电　　话：	编辑部 020 - 84110283，84113349，84111997，84110779，84110776
	发行部 020 - 84111998，84111981，84111160
地　　址：	广州市新港西路 135 号
邮　　编：	510275　传　真：020 - 84036565
网　　址：	http://www.zsup.com.cn　E-mail：zdcbs@mail.sysu.edu.cn
印 刷 者：	广东虎彩云印刷有限公司
规　　格：	787mm×1092mm　1/16　7.75 印张　150 千字
版次印次：	2021 年 12 月第 1 版　2021 年 12 月第 1 次印刷
定　　价：	68.00 元

如发现本书因印装质量影响阅读，请与出版社发行部联系调换

本书编委会

主　编： 杨峻青　谢年谨　黄育铭
副主编： 陈联胜　吴全敏　胡天宇
　　　　　郑胜能　孙明明　梁稳生
　　　　　甘　鹏　丘庆华　邓家成

作者简介

杨峻青（主编）：广东省人民医院心内三科副主任、美国心血管造影和介入学会成员，曾任美国心脏病学会杂志及其心血管影像子刊中文版编辑、欧洲心脏杂志心血管影像子刊中文版编辑。专业方向为介入心血管病学，涉及冠状动脉、瓣膜、心肌等方向；致力于心血管介入影像技术的教学和推广，参与撰写中英文专著数部。

谢年谨（主编）：广东省人民医院心内科副主任医师、广东省临床医学学会心血管健康专业委员会常务委员、广东省老年保健协会心血管内科专业委员会委员、广东省基层医药学会常务委员、广东省介入性心脏病学会周围血管介入分会委员、中国医师协会心血管疾病介入诊疗培训导师。主要从事冠心病、主动脉疾病（主动脉夹层、腹主动脉瘤等）、外周血管疾病（颈动脉、肾动脉及下肢动脉狭窄）的介入治疗，已完成 5000 余台介入手术及腔内影像检查（包括 OCT 和 IVUS）1000 余台。2015 年获得广东省科学技术三等奖，2016 年获得广东省科学技术二等奖。有多项授权专利，并发表多篇 SCI 收录和中文核心期刊论文。

黄育铭（主编）：2017 年华南理工大学硕士研究生毕业，获工程师职称。广东省人民医院介入导管室技师。担任 2019—2021 年院内腔内影像学培训导师、2019—2020 年广东省继续教育培训班导师、2021 年国家继续教育培训导师。主要从事介入影像技术工作，擅长心血管腔内影像检查技术和冠状动脉功能学检查，目前已经完成腔内影像检查（包括 OCT 和 IVUS）600 余台。多次参与中华医学会影像技术年会、广东省医学会影像技术年会和岭南心血管会议，并多次于会上发言。多次参与医学影像技术相关本科教材撰写。有授权发明专利 3 项，授权实用新型专利 5 项。发表论文 3 篇（SCI 收录和中文核心期刊论文）。

目　　录

第1章　OCT 成像原理 / 1
　1.1　OCT 的成像原理 / 1
　　1.1.1　概述 / 1
　　1.1.2　信号采集 / 2
　　1.1.3　图像形成 / 3
　1.2　OCT 的系统构成 / 5
　　1.2.1　组件构成 / 5
　　1.2.2　成像导管 / 7

第2章　OCT 的临床操作 / 11
　2.1　主机系统准备 / 11
　2.2　成像导管准备 / 13
　2.3　成像导管连接和校准 / 14
　2.4　扫描成像"4P"要求 / 17
　2.5　影像回放及测量 / 20
　2.6　图像导出 / 25
　2.7　成像导管卸载 / 32

第3章　正常冠脉结构的 OCT 图像 / 33
　3.1　管腔 / 33
　3.2　血管壁 / 34
　3.3　毗邻结构 / 35
　3.4　肌桥 / 36

第4章　OCT 图像的常见伪影 / 38
　4.1　导丝伪影 / 38
　4.2　血液伪影 / 39
　4.3　气泡伪影 / 40

4.4 错层伪影 / 41
4.5 切线伪影 / 42
4.6 饱和伪影 / 43
4.7 折叠伪影 / 44
4.8 多重反射伪影 / 45
4.9 不均匀旋转伪影 / 46
4.10 导管倾斜、偏心 / 46

第 5 章 病变血管的 OCT 图像 / 48
5.1 早期动脉粥样硬化 / 48
5.2 纤维 / 49
5.3 钙化 / 50
5.4 脂质 / 51
5.5 薄纤维帽粥样硬化斑块 / 51
5.6 血栓 / 52
5.7 斑块侵蚀 / 53
5.8 夹层 / 54
5.9 斑块破裂 / 55
5.10 巨噬细胞 / 56
5.11 滋养血管（微通道）/ 57
5.12 胆固醇结晶 / 58
5.13 血肿 / 58
5.14 假腔 / 59
5.15 痉挛 / 60
5.16 分层斑块 / 60
5.17 异质性斑块 / 61
5.18 支架贴壁不良 / 62
5.19 支架膨胀不良 / 63
5.20 支架内再狭窄 / 64
5.21 组织脱垂 / 66

第 6 章 OCT 图像的测量 / 68
6.1 常规测量方法 / 69

6.1.1 长度测量 / 69
6.1.2 面积测量 / 71
6.1.3 角度测量 / 72
6.2 手术中的测量评估 / 73
6.2.1 术前病变的评估 / 73
6.2.2 术后即刻评估 / 76
6.2.3 术后随访 / 77

第 7 章 OCT 在介入治疗中的应用 / 79

7.1 OCT 对靶病变的评估 / 80
7.2 OCT 指导 PCI 治疗 / 86
7.2.1 对支架尺寸的选择 / 86
7.2.2 评估支架植入后是否需要后扩张 / 88
7.2.3 对支架着落点的选择 / 93
7.2.4 慢性闭塞性病变 / 94
7.2.5 钙化病变 / 95
7.2.6 分叉病变 / 98
7.3 OCT 评估支架植入后的并发症 / 99
7.3.1 支架边缘夹层 / 99
7.3.2 组织脱垂 / 100
7.4 OCT 评估在支架植入后随访中的应用 / 103
7.5 OCT 在急性冠脉综合征中的应用 / 106

参考文献 / 110

第 1 章 OCT 成像原理

1.1 OCT 的成像原理

1.1.1 概述

光学相干断层成像（optical coherence tomography，OCT）是目前分辨率最高的腔内影像学技术之一，轴向分辨率可达到 10 μm，有"光学活检"之称。冠状动脉 OCT 检测是将头端带有光学透镜的成像导管送入冠状动脉内，通过高速旋转回撤系统，采集一定深度范围内血管结构的组织信号，通过计算机处理形成影像（图 1-1）。

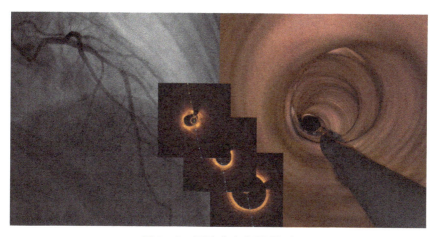

图 1-1 冠状动脉 OCT 检测

相较于血管内超声成像系统（intravenous ultrasound，IVUS），OCT 的成像分辨率更高，在识别斑块特性、血管微小夹层、血栓、组织裂片、撕裂的内膜、组织脱垂、内膜增生等方面能够提供更多的信息，有利于识别早期高危斑块，帮助临床制订治疗方案。近年来，OCT 对急性冠状动脉（以下简称冠脉）

罪犯病变的研究丰富了我们对急性冠脉综合征发病机制的认识，但 OCT 的组织穿透力欠佳，应用时容易受到血流的干扰，在评价斑块负荷、血管壁正性或负性重构及指导对左主干开口病变、血管周围损伤（如血肿和穿孔）的治疗等方面则略逊于 IVUS。

1.1.2 信号采集

OCT 系统利用低相干光源和干涉仪进行成像，以相干干涉测量方法为基本原理，对生物组织内部不同深度入射相干光形成背向反射或散射信号，采集成像信号，经计算机处理得到二维或三维的组织影像。理想的 OCT 成像光源可发射宽带的近红外线（中心波长约 1300 μm，带宽 40～50 nm）。光谱的宽度和形态决定了 OCT 成像的轴向宽度。

第一代 OCT 应用的是时域（time domain，TD）技术。TD-OCT 应用成像导丝进行成像。其发出的近红外线经分光器分为两束，一束进入成像导丝，另一束进入参考臂。参考臂有一个活动的参考镜，可以通过移动参考镜的位置调节反射光路径，利用光的干涉原理进行成像。光纤耦合器收集成像导丝和参考臂的反射光，通过比对得到组织深度和信号强度的结果，再经过计算机处理得到组织影像。

新一代的频域（frequency domain，FD）OCT，借助成像导管进行成像。其特点是参考臂的参照反光镜固定不动，通过改变光源光波的频率来实现信号的干涉。利用频率可变的近红外线作为光源，光经过分光器分为两束，一束进入成像导管经光纤及探头到达人体组织，组织反射回来的光波被探头收集，这束光束被称为信号臂；另一束到达机器内的参考反光镜，称为参考臂。通过改变光源频率使组织中反射回来的光信号和反光镜反射回来的参考信号叠加，光波定点一致时信号加强（增加干涉），光波定点方向相反时信号减弱（削减干涉）。干涉后的信号经计算机分析后得到组织深度和强度的结果，并进行成像（图 1-2）。

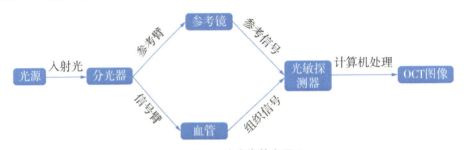

图 1-2 干涉成像基本原理

FD-OCT 较 TD-OCT 的应用优势如下：

（1）检查效率提高。由于 TD-OCT 扫描速度较慢，过快回撤导丝会影响成像质量，因此一般回撤速度为 2 mm/s 左右；由于 FD-OCT 扫描速度加快，因此导丝回撤速度也提高到 20 mm/s，扫描时间大大缩短。

（2）图像质量提高。由于需要利用机械移动的参考镜，因此 TD-OCT 扫描速度受限，每秒只能扫描约 5000 条全部深度的扫描线。FD-OCT 节省了参考镜移动的时间，每秒的扫描线提高到 10 万条左右，这使扫描速度大大加快。同时，每帧图像的扫描线由 200 条增加至 500～1000 条，使图像质量也大大提高。

（3）不良反应减少。因为红细胞折射率高，容易造成光信号强度衰减，影响成像质量，所以 OCT 成像时需要暂时清除血管内血液。TD-OCT 利用置于病变近端的阻断球囊低压扩张来阻断血流，再注射乳酸林格液或生理盐水冲洗残余血液，然后进行成像。然而，球囊扩张可能造成血管壁机械损伤，且阻断血流会造成心肌缺血，引起胸痛、心律失常、低血压、心力衰竭等不良反应。FD-OCT 不需要通过阻断球囊长时间阻断血流，而改进为只需要弹丸式注射对比剂，清除血液并保持数秒就可以完成图像采集。

1.1.3 图像形成

在 FD-OCT 中，近红外光经 OCT 导管内的光纤照射到组织中，照射到组织中的光线部分穿透组织或被组织吸收，部分向各个角度反射，被光线接收器接收的反射光线可称为背散光，穿透组织的光线是衰减后的光。背散光被光线接收器接收后，传输到 OCT 机器，与参考反光镜反射回的参考信号进行叠加干涉，经计算机处理进行成像。

如图 1-3 所示，深层组织接收的入射光是经过浅层组织衰减之后的光，因此当斑块性质相同时，斑块所在血管中的位置不同，其成像信号有时也会略有差别。

不同的组织成分对光的背散与衰减效果不同，而背散与衰减共同决定 OCT 图像中的信号强度。强背散的 OCT 图像表现为亮信

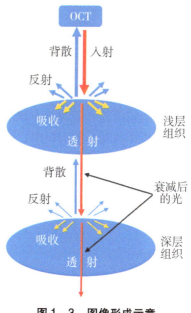

图 1-3 图像形成示意

号，弱背散则较暗；强衰减的 OCT 图像表现为产生衰减信号的组织后方（深层）很暗，光线难以穿透该层组织进入深层，因此难以或不能识别较深层组织；弱衰减的 OCT 图像表现为较深层组织的信号可见，没有明显变暗。背散信号强与背散信号弱有较明显的分界（图 1-4），而信号衰减的强弱没有较明确的分界线（图 1-5）。不同成分的组织有不同的背散和衰减特征，能被 OCT 所区分。

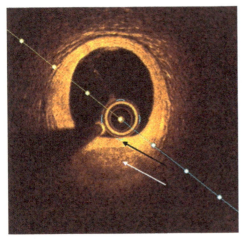 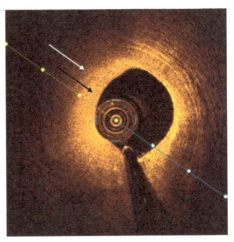

白色箭头所指为钙化斑块，黑色箭头所指为纤维斑块。

图 1-4 背散信号强弱有较明显的分界

白色箭头所指为脂质斑块，黑色箭头所指为纤维斑块。

图 1-5 衰减信号强弱无较明确的分界

扫描光纤包裹在中空的金属旋转丝中。扫描过程中光纤不仅高速旋转，而且以较快的速度回撤。所有横截面图按回撤时间排序，经计算机重建处理得到血管的长轴图像（或称为 L 轴模式）（图 1-6）。在长轴图像中可以通过旋转横截面视图改变长轴剖面图，可观测到血管的分支开口及病变累及的血管长度等，为临床诊断带来更多的价值。

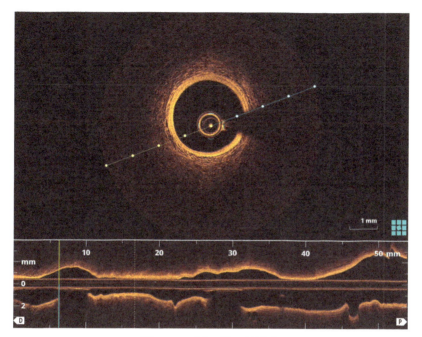

图 1-6 OCT 的 L 轴模式

1.2 OCT 的系统构成

目前，雅培（Abbott）公司 OCT 设备在国内外使用均较多。以雅培公司的 OCT 为例，在 TD-OCT 中，主要有 M2 和 M3 这两种主机系统；在 FD-OCT 中，按推出时间顺序有 C7-XR、ILUMEIN、ILUMEIN OPTIS、OPTIS Integrated、OPTIS Mobile 等系统。

本书主要介绍 FD-OCT 的临床应用，并以 ILUMEIN OPTIS 系统为例，介绍其构成和特点。

1.2.1 组件构成

ILUMEIN OPTIS 成像系统包括集成到移动式主机的以下组件：成像引擎、显示器、驱动马达和光学控制器（drive-motor and optical controller，DOC）、隔离变压器、计算器、键盘和鼠标等（图 1-7、图 1-8）。

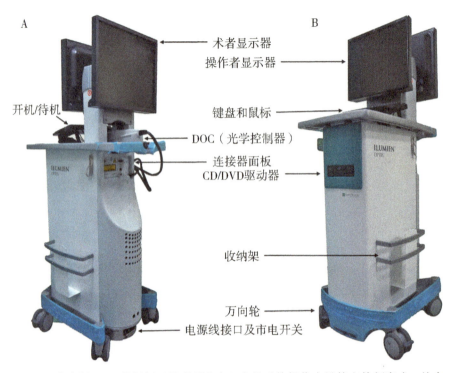

A：术者侧；B：技师侧（笔者所在中心主机系统操作由导管室技师完成，故本书主机系统操作者均表述为技师）。

图1-7 ILUMEIN OPTIS 机器

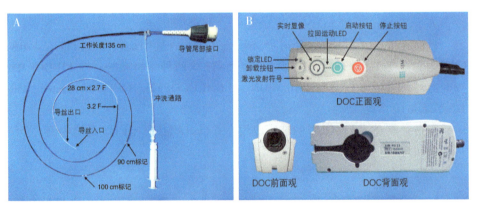

A：Dragonfly Optis 成像导管；B：ILUMEIN OPTIS 机器的 DOC。导管尾部接口与 DOC 前面观中的接口连接使用。

图1-8 成像导管及 DOC

1.2.2 成像导管

目前，广泛应用于临床的 OCT 导管按进入市场时间先后顺序分别为 Dragonfly、Dragonfly Duo、Dragonfly Optis。这三种导管的长度均为 135 cm，头端外径为 2.7 F，以下分别介绍其特点。

（1）Dragonfly 成像导管有两个不透 X 光的金属标记，用于定位和长度评估，分别为位于导管头端的远端标记和距离头端 20 mm 的光镜标记。距光镜标记约 5 mm 处是光学透镜实际位置（图 1-9），即开始回撤和采集信号的位置。行 OCT 检查时，建议远端标记超过病变位置至少 30 mm，光镜标记超过病变位置至少 10 mm。两个金属标记均在导管壁上，不随光纤一起回撤（图 1-9、图 1-10）。

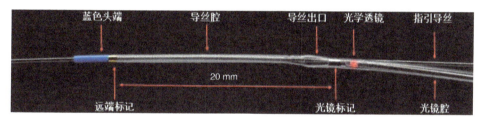

图 1-9　Dragonfly 成像导管

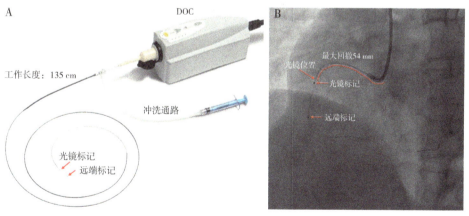

A：Dragonfly 成像导管和 DOC 连接的图像；B：成像导管在冠脉血管的定位图。

图 1-10　成像导管在冠脉血管中的定位

（2）Dragonfly Duo 成像导管头端共有 3 个金属标记，分别为远端标记、光镜标记和近端标记。远端标记和光镜标记相距 26 mm，光镜标记和近端标记相距 50 mm，扫描光镜位于光镜标记远端约 1 mm 处（图 1-11），因此开始回撤时只要光镜标记越过病变位置数毫米即可。在检查的过程中，光镜标记和近端标记随着扭控金属丝一起回撤，在透视下可见（图 1-12）。距离头端 100 cm 处有股动脉入路辅助定位标记。其光镜腔冲洗口与导丝出口相同，因此为避免指引导丝进入光镜腔损坏光镜，在穿入指引导丝时常把成像导管头端弯曲一定角度以便导丝顺利从出口出来。

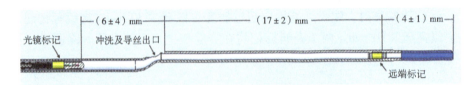

图 1-11 Dragonfly Duo 成像导管头端示意

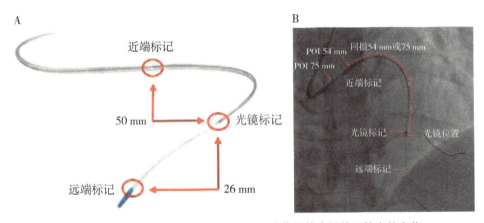

A：Dragonfly Duo 成像导管；B：Dragonfly Duo 成像导管在冠脉血管内的定位。

图 1-12 Dragonfly Duo 成像导管

（3）Dragonfly Optis 成像导管与 Dragonfly Duo 成像导管有些相似（图 1-13）。Dragonfly Optis 成像导管新的快速交换头端改进了 OCT 导管的性能，仍然保留 3 个金属标记，远端标记和光镜标记相距 26 mm，光镜标记和近端标记相距 50 mm，扫描光镜位于距光镜标记约 1 mm 处。在检查的过程中，光镜标记和近端标记随着扭控金属丝一起回撤，在透视下可见。距离头端 100 cm 处有股动脉入路辅助定位标记。距离头端 90 cm 处有桡动脉入路辅助定位标记。

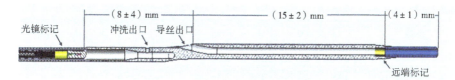

图1-13 Dragonfly Optis 成像导管头端示意

如图1-13所示，Dragonfly Optis 成像导管光镜腔与导丝腔分隔开，可使导丝更容易通过，且不会进入光镜腔损伤光纤；导丝腔出口较 Dragonfly Duo 成像导管更顺滑，可提高成像导管进入血管的顺滑性，减少打折现象的发生；更短的导丝腔可减少导丝与导丝腔的摩擦力，提高导管通过性及推送性；光镜腔有专门的冲洗出口，较 Dragonfly Duo 成像导管冲洗及导丝共同出口明显缩小，可减少血液的进入，提高扫描图像质量。

三种导管的主要性能差异对照见表1-1。

表1-1 三种导管的主要性能差异对照

参数	Dragonfly	Dragonfly Duo	Dragonfly Optis
型号	13751-02	C408644	C408645
可匹配的设备	C7XR、Ilumien Optis	C7XR、Ilumien Optis、Optis Mobile、Optis Integrated	C7XR、Ilumien Optis、Optis Mobile、Optis Integrated
回撤速度/($mm \cdot s^{-1}$)	10, 20, 25	18, 36	18, 36
扫描长度/mm	54	54, 75	54, 75
金属标记/个	2	3	3
标记跟随光镜回撤	否	是	是
支持3D功能	否	须配合 Ilumien Optis E.4、Optis Mobile E.4、Optis Integrated E.4 使用	须配合 Ilumien Optis E.4、Optis Mobile E.4、Optis Integrated E.4 使用
OCT-造影融合功能	否	须配合 Optis Mobile E.4、Optis Integrated E.4 使用	须配合 Optis Mobile E.4、Optis Integrated E.4 使用
校准方式	手动	手动、自动	手动、自动

续表 1-1

参数	Dragonfly	Dragonfly Duo	Dragonfly Optis
光镜腔与导丝腔分隔	否	否	是
工作长度/cm	135	135	135
头端外径/F	2.7	2.7	2.7

第2章 OCT 的临床操作

本章主要讲述 ILUMIEN Optis 主机系统配合 Dragonfly Optis 成像导管的临床操作。其他系统和导管的操作稍有差别，不做讨论。

2.1 主机系统准备

主机系统准备由技师完成。
(1) 从机器后下方连接电源线，打开市电开关，点击键盘右上角开机按钮，启动系统（图 2-1）。

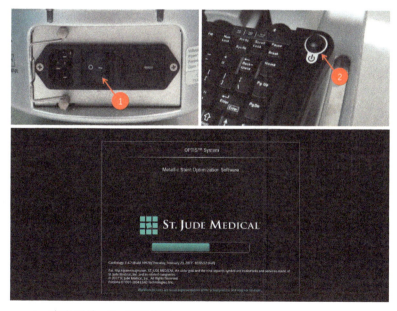

1：市电开关；2：开机按钮。

图 2-1　启动系统

(2) 机器启动成功，在菜单中点击"Add Patient"选项添加新患者，"Select Patient"选项为回顾患者列表按钮（图2-2、图2-3）。

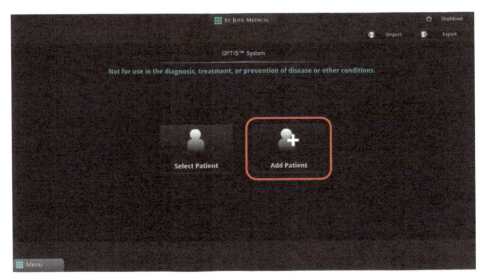

图2-2 系统菜单

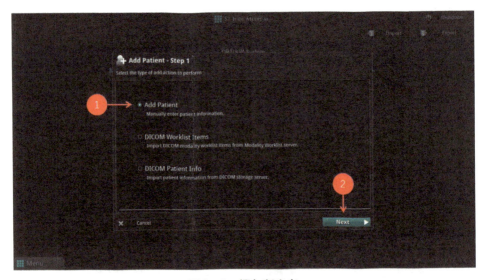

图2-3 添加新患者

(3) 录入患者信息，其中患者编号、姓氏、名字是必填项，点击"New OCT Recording"选项建立新的OCT病例（图2-4）。

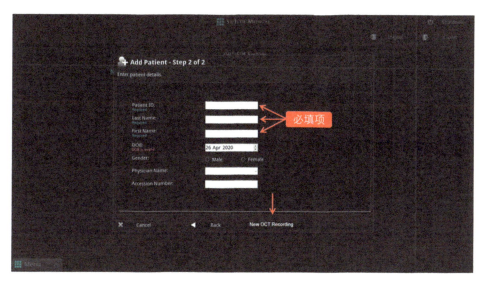

图2-4 录入患者信息

2.2 成像导管准备

成像导管准备由术者完成,具体操作如下(图2-5):

(1)无菌操作,轻柔地取出导管,并用湿纱布擦拭导管,激活导管的亲水涂层。

(2)用2~5 mL注射器抽取浓度为100%的对比剂。

(3)连接侧管,使用对比剂冲刷OCT导管,达到排气效果(持续推注即可,无须用力过大,否则容易形成气泡)。

(4)持续冲刷直到至少3滴对比剂从导管头端滴出,保留连接注射器以备再次冲刷,并防止空气进入。

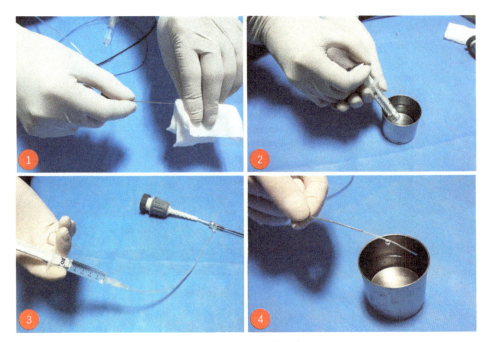

图 2-5　成像导管准备

2.3　成像导管连接和校准

成像导管连接和校准的操作如下：
(1) 技师取出 DOC 并把 DOC 黑色保护帽反扣在其底部（图 2-6）。

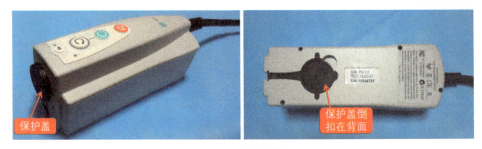

图 2-6　DOC 准备

（2）DOC 无菌护套正反两面均有三重套叠。术者无菌操作，双手掌心相对，指尖朝护套开口方向（图 2-7A 中白色标签处为开口处），从正反两面分别伸入套叠的最内层（图 2-7B 中箭头 4 所指处），此时双掌与护套腔仅隔一层护套膜。术者撑开护套开口，技师把 DOC 送入护套腔，术者以双手接住（图 2-7C），随后技师向外拉护套覆盖 DOC 后方电缆，并配合术者把 DOC 推至护套腔顶端。全程注意避免污染术区，技师只能接触护套内面。

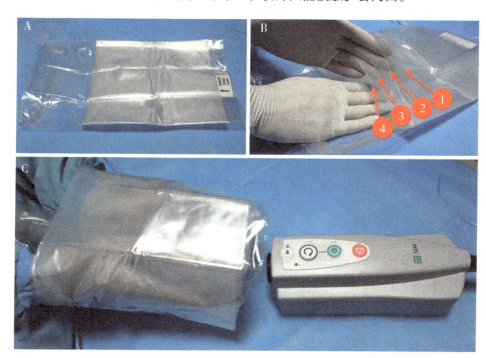

图 2-7　DOC 套无菌保护套

（3）术者打开成像导管后端保护帽，避免触摸内部光纤，注意 4 个凸起与 DOC 的 4 个凹槽对应（图 2-8）。

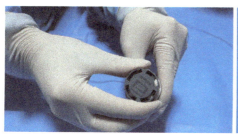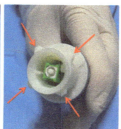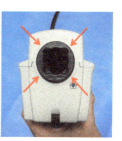

图 2-8　导管后端准备

（4）成像导管的4个凸起对准 DOC 的4个凹槽，插入导管，顺时针旋转约45°（图2-9A），DOC 上的"Live View"模式灯（ ◎ ）和激光信号灯（ ✦ ）会亮起，主机屏幕上会显示连接进度条（图2-9B）。

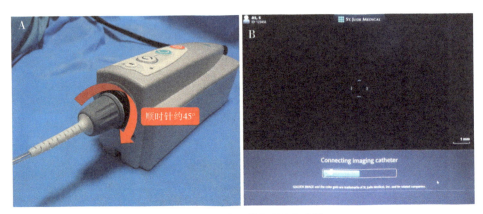

图2-9　成像导管与 DOC 连接

（5）连接成功后主机屏幕出现影像，如图2-10所示，点击"Live View"选项进入实时扫描状态，确定成像导管中心腔影像为均匀无信号区，说明对比剂冲刷完全，无残留气泡或血液。点击右下角"Auto Calibration"选项进行自动校准，如果自动校准有误，可点击"Manual Calibration"选项进行手动校准（校准环贴靠导管外鞘最外层），具体操作见第2.5节中的相关内容。需要注意的是，导管校准对实现准确测量至关重要，校准直径改变1%，可导致面积测量值改变12%～14%。

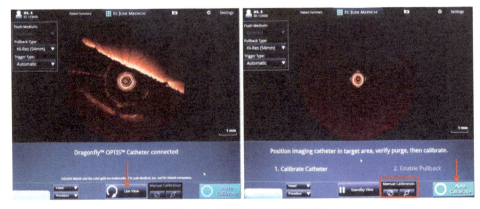

图2-10　实时成像及导管校准

2.4 扫描成像"4P"要求

扫描成像"4P"要求如下:

1P (position):将光镜标记置于距感兴趣区域 (region of interest,ROI) 以远至少 5 mm 处;点选回撤类型为高(长轴分辨率高,回撤距离 54 mm)或低(长轴分辨率低,回撤距离 75 mm);触发模式可选自动触发或手动触发(图 2-11)。

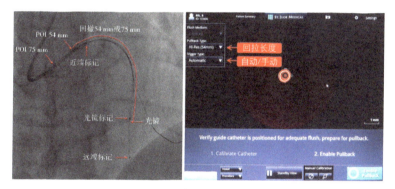

图 2-11 position

2P (purge):确认对比剂充盈中心腔,形成液封,目的是利用黏稠的对比剂排空空气和阻止血液进入中心腔,以减少信号衰减,避免影响成像质量(图 2-12)。

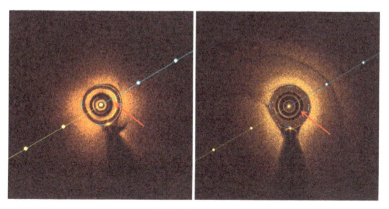

图 2-12 purge

3P(puff):调整指引导管口方向,使其尽量与冠脉同轴,指引导管与血管同轴非常重要,回撤前进行几次"冒烟"测试,以达到理想的血液清除效果(无须完全清除导管腔内的血液)(图2-13)。

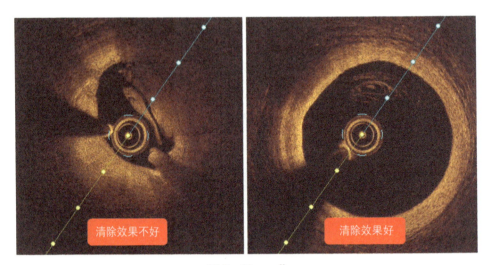

图2-13 puff

4P(pullback):选择靶血管无重叠、无短缩的投照角度,点击"Live View"选项进入实时扫描状态并再次确认导管校准良好(校准方式参照第2.3节相关内容),确认扫描距离和触发方式,点击"Enable Pullback"选项开始倒计时。倒计时期间由术者经指引导管持续推注对比剂冲刷充盈目标冠脉(推荐使用高压注射器)。自动触发模式下,系统识别到图像清晰后自动回撤,若15 s内未发现清晰图像,则系统自动返回上一级菜单;手动回撤模式下,当操作者观察到屏幕中图像大致清晰时,手动点击屏幕右下角"Start Pullback"选项开始回撤(图2-14)。对于部分严重血管狭窄病变,或预期对比剂充盈效果不佳者,建议优先选择手动触发模式,避免自动模式下回撤时间过迟而采集到不理想的影像。回撤完成后光纤自动复位,术者应及时把OCT导管退出冠脉,以免长时间阻断血流造成心肌缺血及引发其他并发症。

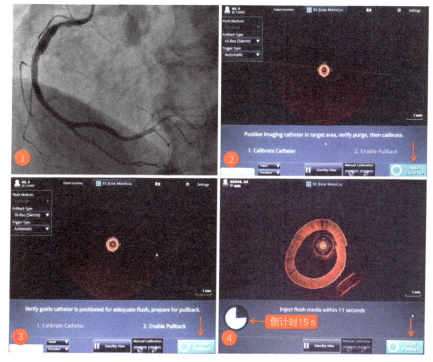

图 2-14　pullback

目前行 OCT 检查，较多地使用快速团注大量对比剂的方法清除血管中的血液，黏稠的对比剂难以快速通过普通注射器团注到血管中，因此本中心更多地使用高压注射器（本中心使用的高压注射器为 ACIST CVi 注射系统）。高压注射器注射参数暂无统一标准，表 2-1 中的参数设置为本中心常用参数。若无高压注射器，则推荐使用螺旋注射器快速推注对比剂排空血液，表 2-1 中的对比剂总量及速率同样适用。

表 2-1　高压注射器注射参数

血管	对比剂速率/ (mL·s^{-1})	对比剂总量/ mL	最大压力 限值/psi	升压时间/s
左冠（常规）	4	14	300	0
左冠（较大血管）	6	16	450	0
右冠（常规）	3	12	300	0
右冠（较大血管）	4	14	450	0

注：表中推荐参数为本中心经验总结，仅供参考。

2.5 影像回放及测量

影像回放及测量的操作如下：

（1）在患者列表中选中患者后点击"Review"选项进行影像回顾，或在当前患者回顾界面中点击右下角"End Review"选项回到该界面选择其他需要进行回顾的序列（图2-15）。

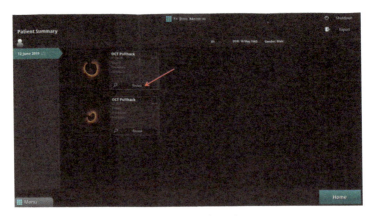

图2-15 影像回放

（2）测量图像前应再次进行导管校准，点击"Calibration"选项进入导管校准界面（图2-16）。

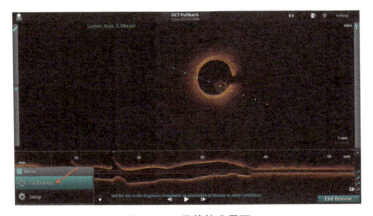

图2-16 导管校准界面

(3) 移动两个对焦点,使对焦环贴靠 OCT 导管外鞘最外层,点击 "Accept" 选项完成校准(图 2-17)。

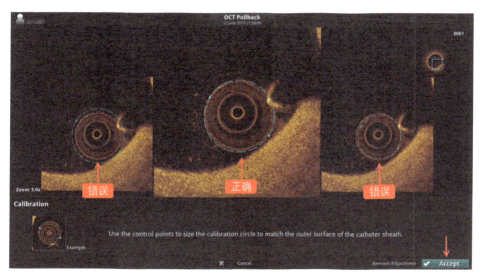

图 2-17 校准导管

(4) 进入测量界面。界面左侧有测量数据显示界面,右侧有测量工具栏,可进行面积、长度手动测量,编辑标注,等等(图 2-18)。

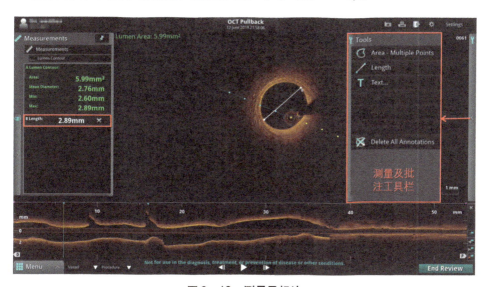

图 2-18 测量及标注

(5) 勾选显示功能面板中"L-Mode"选项可显示血管长轴剖面图，勾选"Lumen Profile：Area"（测量辅助）选项可显示机器自动分析的管腔面积、管腔直径、面积狭窄率、直径狭窄率等（图2-19）。

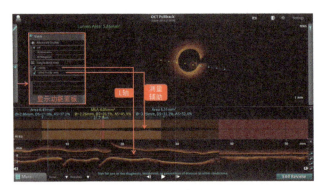

图2-19 测量辅助界面

(6) 点选"3D Bifurcation"（3D 分叉模式）选项可自动检测血管分叉，在 L 轴中的显示如图2-20中箭头1至箭头3所示；点击左上角图标"![]"后，长轴图像中自动展现最佳分叉视角图。

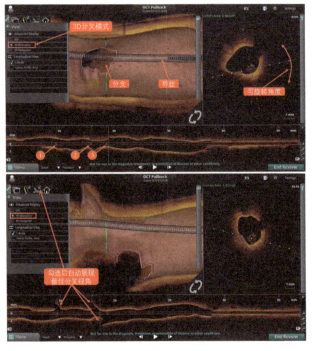

图2-20 3D 分叉模式

（7）点击"3D Navigation"选项展现3D导航模式，可在横截面图像中旋转角度观看血管长轴的3D剖面图；勾选3D飞行模式图标（ ）后以类似内窥镜的视角观看血管内的结构（图2-21）。

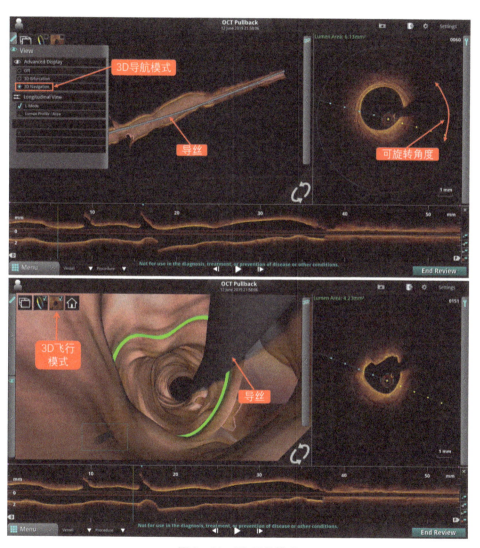

图2-21　3D导航模式

(8) 点击"Apposition Indicator"(贴壁指示)选项和"Rendered Stent"(渲染支架模式)选项可在 L 轴看到自动的检测支架贴壁情况和重建的支架小梁,如图 2-22 所示。自动彩色编码以不同颜色标注支架贴壁情况,如白色代表支架小梁到管腔的距离小于 200 μm,黄色代表支架小梁到管腔的距离为 200~400 μm,红色代表支架小梁到管腔的距离大于 400 μm。该指标可根据需要手动更改。

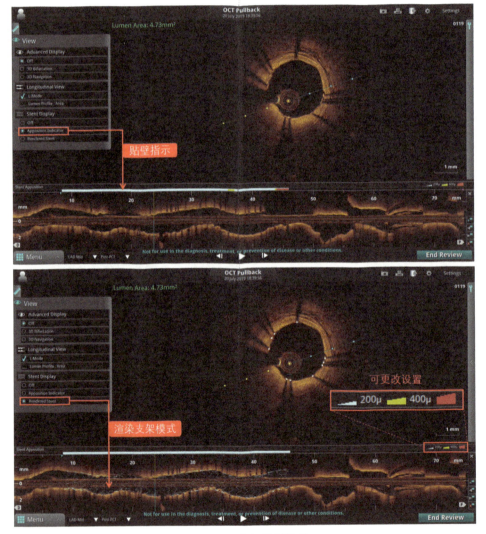

图 2-22 支架显示模式

(9) OCT 界面中的其他设置（图 2-23）：①系统设置和导管校准；②标示采集的血管段；③备注采集的时间点；④设置回撤和采集的技术参数。

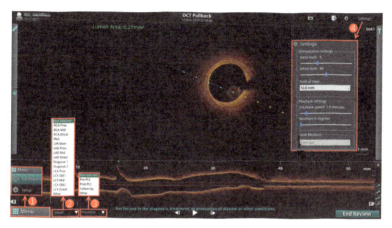

图 2-23　其他设置

2.6　图像导出

图像导出有三种格式，分别为 DICOM 格式、原始格式（供 OCT 机器分析）、标准视频图像格式。

(1) DICOM 格式导出操作如图 2-24 至图 2-30 所示。

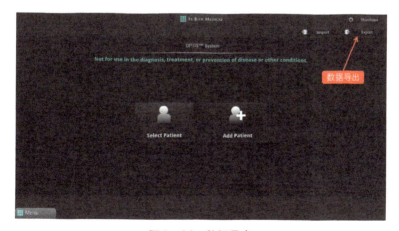

图 2-24　数据导出

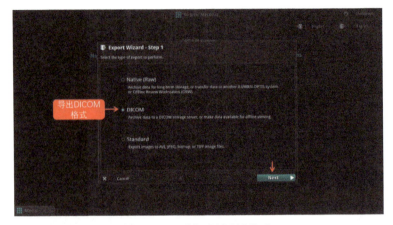

图2-25　选择DICOM格式

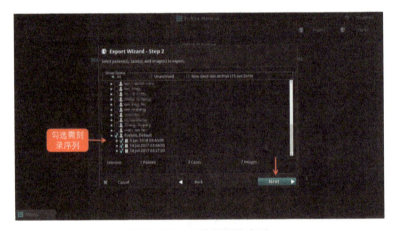

图2-26　勾选需刻录序列

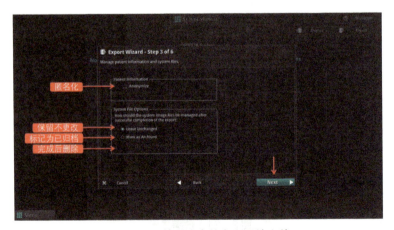

图2-27　管理患者信息和系统文件

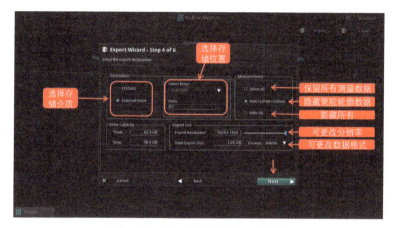

图 2-28　选择导出位置和设置参数

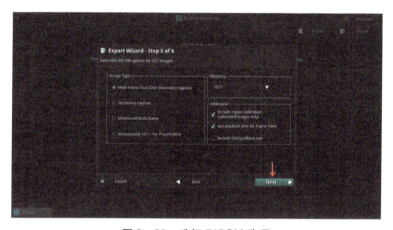

图 2-29　选择 DICOM 选项

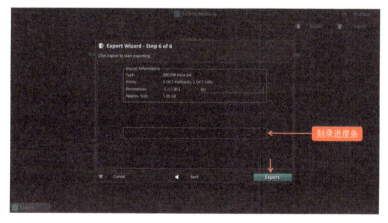

图 2-30　点击"Export"选项开始导出图像

(2) RAW 原始格式导出操作如图 2-31 至图 2-35 所示。

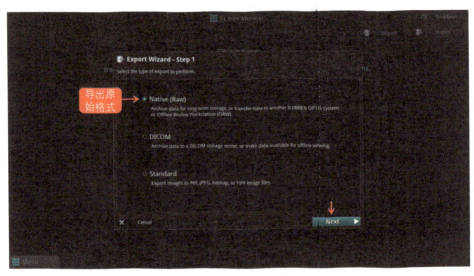

图 2-31 选择原始格式

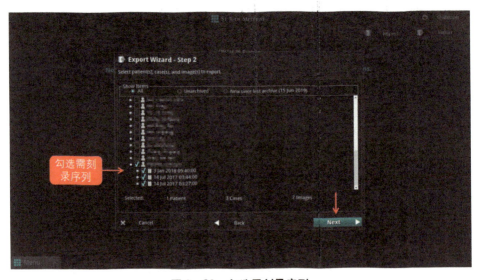

图 2-32 勾选需刻录序列

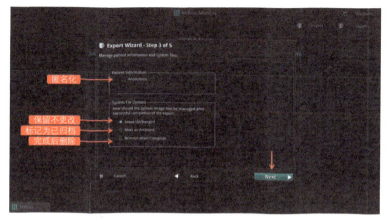

图2-33 管理患者信息和系统文件

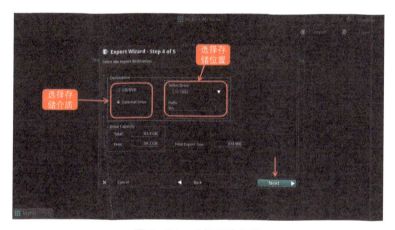

图2-34 选择导出位置

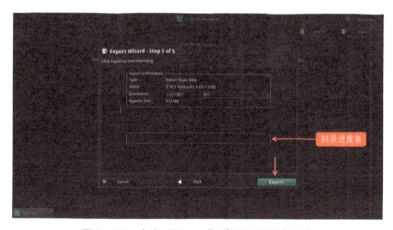

图2-35 点击"Export"选项开始导出图像

(3)标准视频图像格式导出操作如图 2-36 至图 2-41 所示。

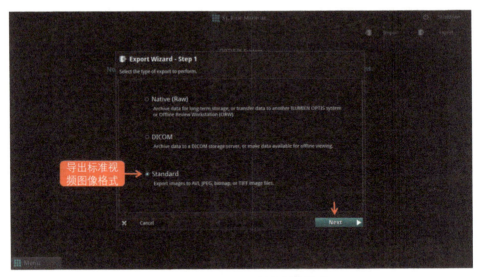

图 2-36　选择标准视频图像格式

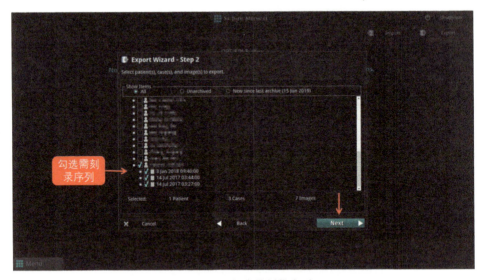

图 2-37　勾选需刻录序列

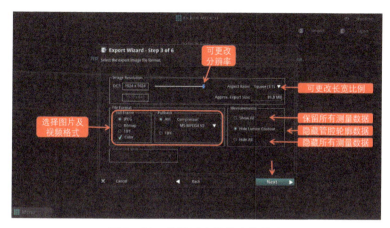

图 2-38　选择导出图像文件格式

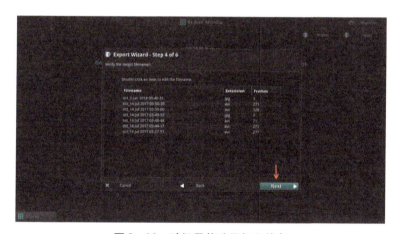

图 2-39　验证及修改目标文件名

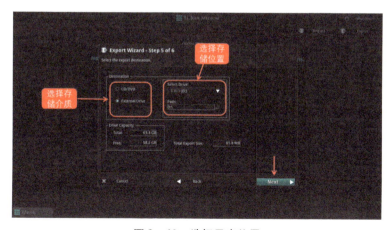

图 2-40　选择导出位置

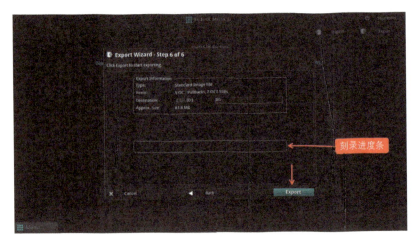

图2-41 点击"Export"选项开始导出图像

2.7 成像导管卸载

必须先按下"Unload"键,解除导管锁定。所有指示灯熄灭后,将成像导管逆时针旋转约45°取下(图2-42)。未解除锁定而强行拔出可能损坏成像导管和DOC。

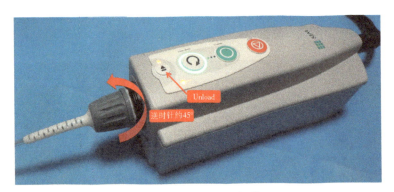

图2-42 成像导管卸载

第3章 正常冠脉结构的OCT图像

在OCT横截面图像中,OCT导管在血管的中央,周围依次为管腔、血管壁及毗邻结构。

3.1 管腔

在OCT横截面图像中,对比剂冲刷完全后的血管腔呈均匀的深色无背散信号的影像。与血管壁明显的背散信号差有助于辨别管腔与血管壁之间的分界,特别是一些存在夹层的切面,从中可以很明显地看出夹层片及夹层与管腔之间的通道。在对比剂未完全冲刷管腔的情况下,往往可以看见管腔中存在红细胞的影像,影响图像识别(图3-1)。

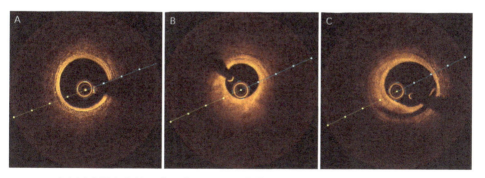

A:对比剂冲刷完全的正常血管腔呈现无背散信号的深色影像,与有背散信号的血管壁结构形成鲜明对比;B:有斑块的血管腔,在冠脉粥样硬化斑块的管腔中,对比剂冲刷完全的管腔与斑块之间有清晰的分界线;C:存在夹层片的管腔,由于使用对比剂冲刷,内膜片与管壁的不连续处存在空隙,对比剂进入夹层片的后方,可以很明显地看出夹层片的大小及累及范围。

图3-1 血管腔

3.2 血管壁

正常冠状动脉血管壁的特征是典型的三层结构，即内膜、中膜和外膜（图3-2）。其中，内膜主要由弹力纤维构成，高背散，低衰减，表现为高亮度、质地均一的影像；中膜主要由平滑肌细胞构成，低背散，低衰减，表现为低亮度的影像；外膜主要由外弹力膜和细胞外基质构成，高背散，低衰减，表现为高亮度质地不均一的影响。内膜与中膜分界处有内弹力膜（internal elastic lamina，IEM），中膜与外膜的分界处有外弹力膜（external elastic membrane，EEM）。

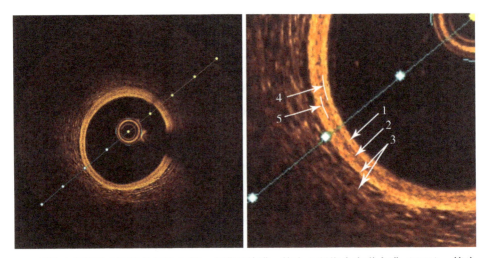

箭头1至箭头3所指分别为内膜、中膜和外膜，箭头4所指为内弹力膜（IEM），箭头5所指为外弹力膜（EEM）。

图3-2 正常的冠脉血管壁

3.3 毗邻结构

冠状动脉血管的毗邻结构包括动脉分支、冠状静脉等。在 OCT 序列影像中，动脉分支表现为呈"8"字形或葫芦样结构汇入动脉主支（图 3-3）。冠状静脉与冠状动脉血管平行或交叉，OCT 图像中可见管腔外存在背散信号，类似于冠状动脉管腔的伴行血管，其形态多变，且均不汇入动脉主支。在序列研究时，毗邻结构可作为匹配图像的标志。

OCT 导管在血管管腔内回撤的过程中，动脉侧支特征性地出现在图像的外围，并汇入血管管腔图像中，如图 3-3 所示，7—9 点钟方向的位置可见血液腔汇入 OCT 导管所在的动脉主支中。

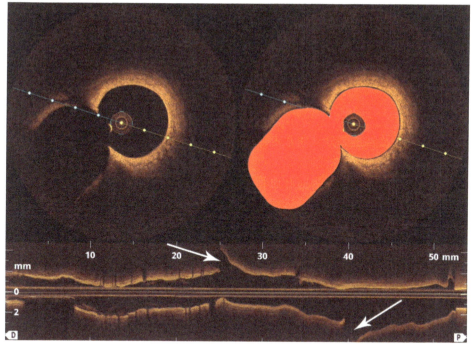

图 3-3 动脉分支

冠状静脉与冠状动脉平行或交叉且其形态多变，在连续的序列回放时可见。相对于动脉分支的特征为冠状静脉不汇入动脉血管，如图 3-4 所示，冠状静脉在 4—8 点钟的位置跨过冠状动脉。

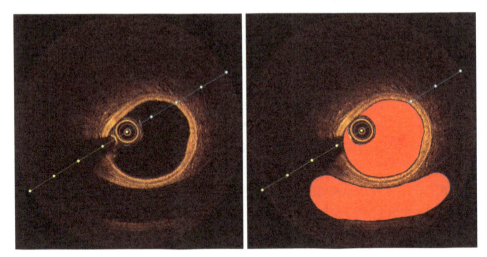

图 3-4　冠状静脉

3.4　肌桥

冠状动脉及其主要分支通常走行于心脏外膜的脂肪组织中,当冠状动脉走行于心肌内时,被心肌纤维覆盖,这束心肌纤维被称为心肌桥。心肌桥多存在于前降支中段,造影特点为冠脉血管节段随心脏收缩而收缩,随心脏舒张而舒张,与非肌桥段血管形成相反运动现象。OCT 中可以观察到心肌桥收缩期时血管腔变形,管腔面积明显减小,管腔周围特征性的致密、细腻的毗邻组织影(图 3-5);舒张期时可见管腔外疏松的肌桥束(图 3-6)。

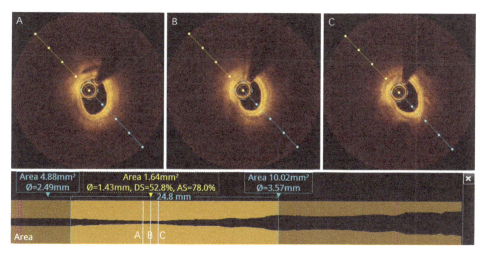

A—C：肌桥段由远及近的三个 OCT 横截面图像，可见收缩期管腔及中膜形态变形，管腔内无内膜增生及粥样硬化斑块，但相对远端及近端正常段血管，肌桥最重处管腔面积狭窄率达 78%。

图 3-5　收缩期肌桥

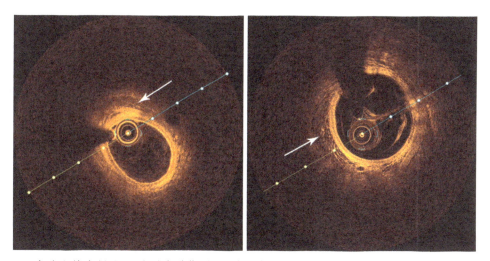

如白色箭头所示，肌桥在舒张期时可见较疏松的平滑肌细胞肌束。

图 3-6　舒张期肌桥

第4章 OCT图像的常见伪影

OCT 图像伪影是成像系统误差或临床操作不当等造成的图像相对真实解剖结构的差异，在对图像进行解读时会造成一定程度的影响。以下列举临床中 OCT 图像的常见伪影及产生原理，术者在临床操作中应尽量避免，在图像解读过程中需要结合实际情况进行分辨。

4.1 导丝伪影

OCT 导管使用单轨结构，指引导丝位于光学透镜外侧，产生一个头端高亮后方完全衰减的扇形伪影，即一个窄角的阴影（图 4-1）。当管腔中存在多根导丝时，每根导丝都会产生导丝伪影。

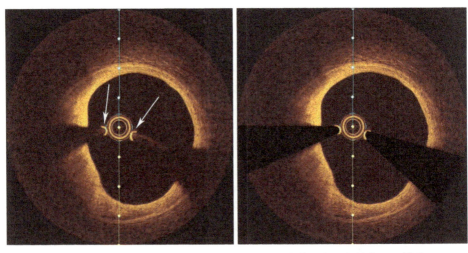

白色箭头为导丝，其后方形成一个窄角的阴影，导致其后方组织结构无法辨认。

图 4-1 导丝伪影

4.2 血液伪影

红细胞能够使光束散射，减弱血管壁明亮度，故 OCT 检查中需要使用对比剂冲刷血液来获得无红细胞阻挡的血管图像。当对比剂剂量较少、对比剂冲刷与 OCT 导管回撤不同步、指引导管不同轴等造成 OCT 检查采集到未完全冲刷的管腔图像时，会在管腔中残留红细胞形成的团块状或涡流状高背散、强衰减信号，可造成血液后方的组织影像较暗，难以正确识别（图4-2、图4-3）。

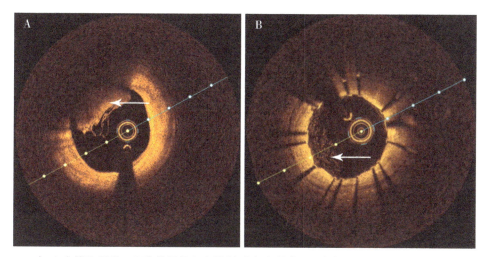

如 A 中箭头所指，血液伪影易与血栓混淆造成误读；B 中箭头所指为对比剂用盐水稀释后，黏稠度下降，无法冲刷干净红细胞而形成的血液斑点影像。

图4-2 血液伪影

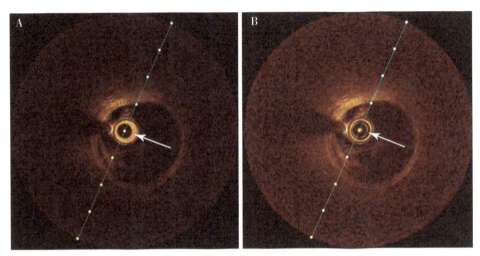

A：OCT 导管中心腔存在大量血液信号（白色箭头所指），导致进入管腔的光信号严重衰减，血管壁及壁外组织背散信号严重减弱，难以正确识别图像；B：对比剂冲刷后中心管腔没有血液信号（白色箭头所指），血管的背散信号较高，成像较清晰。

图 4-3　中心管腔血液伪影

目前，在行 OCT 检查时，通常注射纯对比剂进行 OCT 中心管腔液封，防止血液进入 OCT 导管中心腔衰减光信号导致血管壁的信号减弱，影响检查结果。

4.3　气泡伪影

由于 OCT 的超高分辨率，微小的气泡在 OCT 图像中即可显像。气泡在 OCT 图像中表现为强背散、强衰减信号，严重干扰其后方影像的判读（图 4-4）。气泡可以从指引导管冲刷对比剂的时候一并进入冠脉血管，也可以在对比剂未完全液封中心管腔的时候残留在中心管腔。在实际操作中，应避免气体进入冠脉血管内造成气体栓塞等恶性心血管事件。

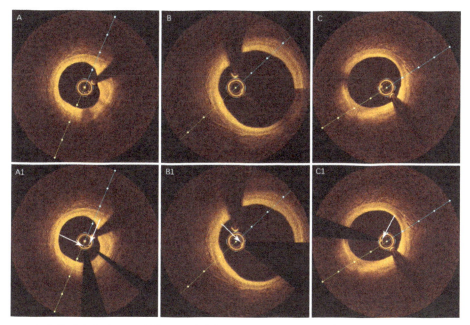

白色箭头所指为 OCT 导管内的残余气泡，微小的气泡即可产生束状伪影遮挡其后方的组织影响显像。气泡越大，产生的伪影越大。

图 4-4 OCT 中心管腔气泡

4.4 错层伪影

在一个心动周期中，由于心脏搏动，OCT 成像导管头端光纤在冠脉血管的长轴方向上因相对运动产生纵向移位，且导管相对于血管的角度也会有所改变。此外，冠状动脉的

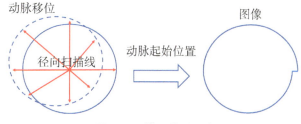

图 4-5 错层伪影示意

管径在心动周期中亦呈现特征性变化（图 4-5）。当光纤扫描未完成一个完整的截面时，心动周期或患者与导管的相对移动会形成"缝合"状的错层伪影。错层伪影不仅发生在横截面上，在血管的长轴上也可以见到这种伪影（图 4-6、图 4-7）。

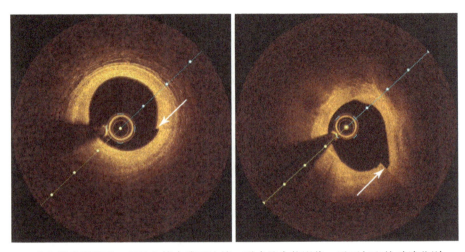

白色箭头所指处,可见血管内膜不连续,形成缝合状影像,需要与斑块破溃鉴别。

图4-6 错层伪影

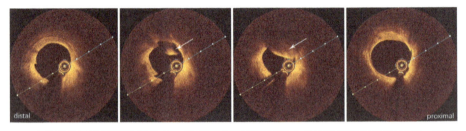

在连续的四个横断面图像中,形成了中间两幅图像白色箭头所指的斑块伪像,而该节段血管无明显狭窄。其形成的原因为OCT导管受到心动周期的影响,横截面错层伪影叠加长轴方向移位的影响。

图4-7 长轴错层伪影

4.5 切线伪影

OCT导管在动脉管腔中的位置是随机的,从OCT导管头端光纤发出的近红外光会以不同的角度照向动脉管壁,动脉管壁吸收光线并反射一部分光线到光线接收器。当OCT导管完全贴近管壁时,一部分管壁与OCT导管发射的近红外光角度较小甚至接近0°,这样会导致管壁反射的光线绝大部分无法被接收器接收,从而使这部分管壁背散信号减弱形成类似于强衰减的伪影

（图 4-8）。

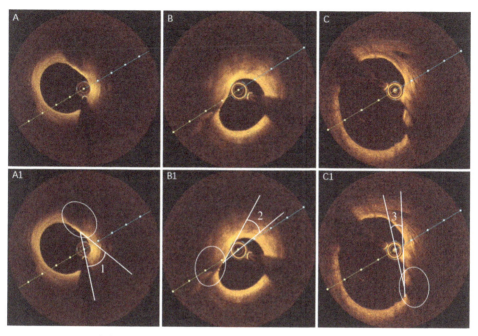

A1、B1、C1 中白色圆圈为切线伪影，应与脂质斑块鉴别。∠1、∠2、∠3 所示角度为 OCT 导管与管腔的切线角度，角度越小，切线伪影越严重。

图 4-8　切线伪影

4.6　饱和伪影

饱和伪影是指视野内结构信号差别过大，在没有使用补偿滤过功能的时候，信号的动态范围超过图像处理规定的动态范围而形成的高亮信号盲区。如支架由于金属钢梁形成的高镜面反射产生高于系统动态范围的信号，常见于 OCT 导管至支架小梁处的线性条纹（图 4-9）。

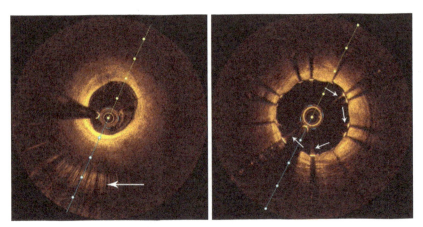

白色箭头所指的线状高背散信号为饱和伪影。

图 4-9　饱和伪影

4.7　折叠伪影

折叠伪影是指当组织信号反射范围超过系统视场时,由傅里叶转换的"相位区间跳变"或者假频引起的视野范围外图像折叠,多出现在分支或者大血管上(图 4-10、图 4-11)。

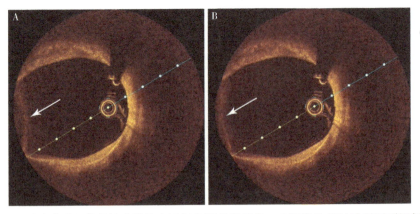

A:白色箭头所指的管壁结构为视场范围外的图像,在图像处理时被误写到视场范围内,形成异常的凸入内膜结构;B:白色箭头所指为模拟修正后的图像。

图 4-10　折叠伪影(1)

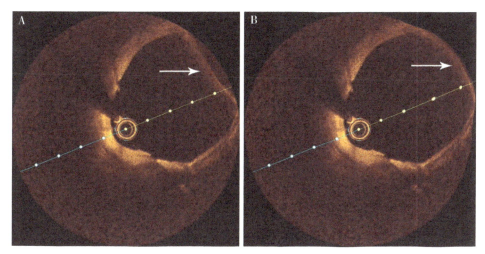

A：白色箭头所指为折叠伪影；B：白色箭头所指为模拟修正后的图像。

图 4-11 折叠伪影（2）

4.8 多重反射伪影

多重反射伪影也叫作鬼影或 ghost line 伪影，为发生在两层表面间的多次光反射形成的伪影，通常在高反射物体（OCT 导管、支架金属钢梁等）表面形成（图 4-12）。

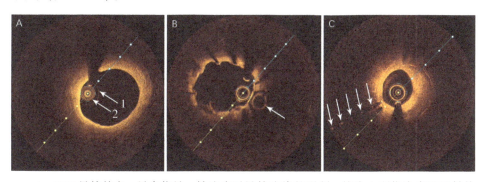

A：OCT 导管外有一异常信号，易造成对导管边缘的误判，箭头 1 所指为多重反射伪影，箭头 2 所指为 OCT 导管外鞘，校准导管时应以箭头 2 所指导管边缘为准；B：箭头所指的异常圆形信号为 OCT 导管信号经支架钢梁反射到对侧形成的反射伪影；C：箭头所指为支架钢梁形成的多重反射伪影。

图 4-12 多重反射伪影

4.9 不均匀旋转伪影

OCT 导管的旋转部分因受到过多的摩擦力而不均匀旋转,引起图像的变形,形成不均匀旋转伪影(non-uniform rotational distortion,NURD)(图 4 - 12)。造成其不均匀旋转的原因有外周通路扭曲、止血阀拧得过紧、保护鞘变形或冠脉血管极度狭窄和迂曲等。

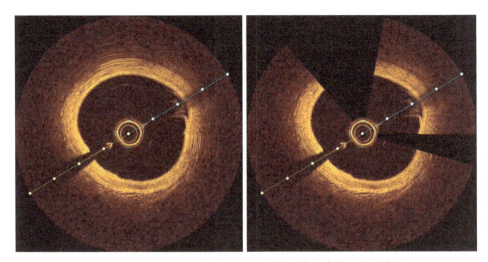

图中 10—12 点钟和 3—4 点钟方向均为 OCT 导管不均匀旋转形成的伪影。

图 4 -13　不均匀旋转伪影

4.10 导管倾斜、偏心

倾斜(与血管长轴不垂直)或偏心成像可导致图像失真。目前的图像重建技术基于血管为正圆,OCT 导管位于血管的正中心,且平行于血管长轴。但在临床中往往并非如此,OCT 导管相对于血管的倾斜和血管迂曲均可导致图像呈椭圆形而失真(图 4 - 14)。对较大血管进行检查时该影响尤为严重,会导致图像质量下降和测量值高估。

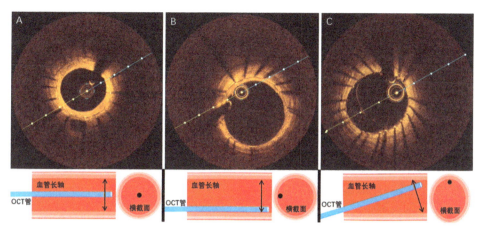

A：OCT导管在冠脉血管的中间位置，且OCT导管长轴与血管长轴近乎平行时采集到的OCT横截面图像，可见支架钢梁形成的伪影呈放射状均匀排列，管腔呈圆形，此时所采集到的图像最准确；B：OCT导管与血管长轴平行但导管偏心处在管腔边缘，此时远离OCT导管侧的管壁组织成像质量不如贴近OCT导管侧的管壁组织；C：OCT导管与血管长轴有一定角度，且光纤头端贴近管壁的一侧，此时管腔较真实管腔更"扁"，于此截面测量的管腔面积较真实管腔面积大。

图4-14 导管偏心、倾斜

第5章 病变血管的 OCT 图像

在 OCT 图像中，动脉粥样硬化斑块的定义是血管壁出现占位性病变（增厚病变）或血管壁三层结构的缺失。

在 OCT 图像中，我们把穿透组织后光信号不断减弱的现象叫作衰减，把光线接收器接收组织反射光信号的现象叫作背散，用背散和衰减值来表示成像组织信号的亮与暗。高背散的信号亮，低背散的信号弱；高衰减说明光波穿透组织的深度浅，低衰减说明光波能穿透较深层次的组织。我们把成分较均一的斑块叫作均质斑块，由多种不同成分构成的斑块叫作异质性斑块。在不同斑块交界处有明确分界的叫作边界清晰，否则叫作边界模糊。

5.1 早期动脉粥样硬化

早期动脉粥样硬化包括适应性内膜增厚（图 5-1）和病理性内膜增厚。内膜增厚（intima thickening）的病理表现为平滑肌细胞由中膜迁移到内膜，并且缓慢地增长和分泌以糖蛋白为主的细胞间质，导致内膜增厚。增厚的内膜中不含脂质，也没有巨噬细胞。其图像特征与正常血管类似，仅为内膜厚度有所增加。

病理性内膜增厚被大多数研究者认为是最早的进展性病变，该阶段的病变特点是管腔附近表现出多层增生性改变，并存在位于内膜、中膜边缘的内在脂质池。由于此类病变的斑块成分介于纤维斑块和脂质斑块之间，故有人称其为纤维脂质斑块。病理性内膜增厚的另一重要特征是斑块管腔区域存在不同程度的泡沫样巨噬细胞聚集，与脂质池不在同一区域。

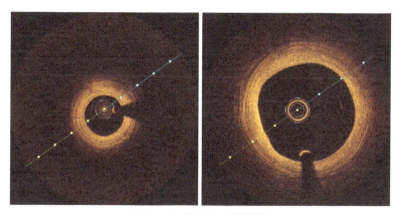

图 5-1 适应性内膜增厚

5.2 纤维

纤维斑块（图 5-2）的病理特点为内膜病理性增厚，一般以 600 μm 的内膜厚度作为正常和病理性内膜增厚的界限值。目前认为纤维斑块可能由胶原纤维和平滑肌细胞组成，仅含有少量或不含有脂核。纤维斑块后方组织经常清晰可见，纤维斑块在 OCT 图像中表现为高背散（信号亮）、低衰减（穿透深）、质地均一（颜色均匀）。

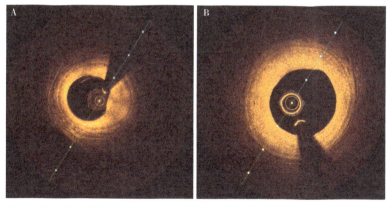

A：偏心纤维斑块，其特征为斑块后方的中膜结构清晰可见，斑块最厚处远大于最薄处（最厚处斑块厚度与最薄处斑块厚度的比值大于2）；B：向心纤维斑块。

图 5-2 纤维斑块

5.3 钙化

钙化斑块（calcified plaque）多见于老年患者，钙盐沉积于坏死灶及纤维帽内。钙化经常见于进展的动脉粥样硬化性疾病中，其主要成分为羟基磷酸钙晶体。OCT检测对钙化病变的敏感度（95%～96%）及特异度（97%）较高。

钙化斑块在OCT图像中表现为低背散（信号弱）、低衰减（穿透深）、质地不均（颜色明暗不一）、边界清晰，该定义适用于较大的钙化，目前尚未确定是否适用于微小钙化。由于钙化斑块不总是只含有钙化成分，因此钙化斑块通常前缘较清晰，后缘不总是清晰。根据钙化斑块累及的角度大小可分为局部钙化（图5-3A、A1）和环状钙化（图5-3B、B1）；根据钙化斑块处于整个斑块的深浅关系可分为浅表钙化和深层钙化，比较常用的标准是以钙化距离管腔100 μm处为界，与管腔距离超过100 μm的称为深层钙化，否则称为浅表钙化；当钙化斑块呈结节样突入管腔，称之为结节样钙化（图5-3C、C1）。正确识别钙化斑块的形态对临床选择操作器械及处理策略有很大的参考价值。

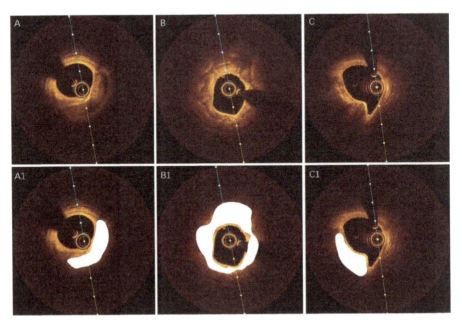

A、A1：局部钙化；B、B1：环状钙化；C、C1 结节样钙化。白色所示为钙化斑块。
图5-3 钙化斑块

5.4 脂质

巨噬细胞大量吞噬氧化的低密度脂蛋白颗粒，成为"泡沫细胞"，大量泡沫细胞及细胞外脂质和坏死碎片组成脂质斑块（图 5-4）。OCT 检查对脂质斑块的敏感度（90%～94%）及特异度（90%～92%）较高。

脂质斑块在 OCT 图像中表现为低背散（信号弱）、高衰减（光透不过）、边界不清（纤维帽和脂质斑块间分界模糊）。由于脂质斑块边界不清，通常把刚发生信号衰减的地方作为脂质斑块与纤维斑块的分界。

由于 OCT 对脂质池的穿透深度有限，难以测量脂质池的厚度，故通常测量脂质池所累及的角度及在长轴图像中累及的血管长度来评价脂质池的负荷程度。OCT 可以测量脂质池纤维帽的厚度，而纤维帽的厚度是决定易损斑块是否发生破裂的关键因素之一。

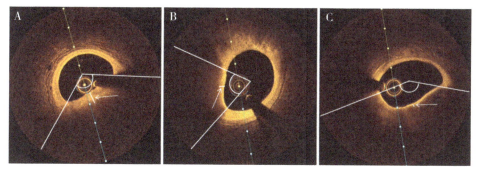

A：较厚纤维帽的脂质斑块；B、C：较薄纤维帽的脂质斑块，其中，B 为小角度脂质斑块，C 为大角度脂质斑块。A、B 中白色箭头所指为脂质斑块表面覆盖的纤维帽。

图 5-4 脂质斑块

5.5 薄纤维帽粥样硬化斑块

OCT 对冠状动脉病变诊断最大的贡献是可以发现造成急性冠脉综合征（acute coronary syndrome, ACS）的"元凶"——易损斑块（图 5-5）。易损斑块广义上指所有易导致血栓形成、引起急性冠脉事件的不稳定斑块；狭义上指不稳定、易发生斑块破裂而形成血栓的薄纤维帽粥样硬化斑块（thin-cap fibroatheroma，TCFA）。易损斑块的破裂和血栓形成是 ACS 的重要发病机制。OCT 的轴向分辨率为 10～15 μm，这使 OCT 在检测薄纤维帽方面领先于其他影像学技术。纤维帽的厚度（fiber cap thickness，FCT）是评价斑块稳定性最重要的指标。一些内部存在微结构（如巨噬细胞浸润、微通道、点状钙化、胆固醇结晶等）的斑块也被认为是相对易损斑块。

在 OCT 图像中，将纤维帽厚度小于 65 μm 的富含脂质的斑块称为薄纤维帽粥样硬化斑块。影响 TCFA 的易损程度还包括其脂质池所累及的角度，有些研究用脂质池累及角度超过 90°来定义 TCFA。

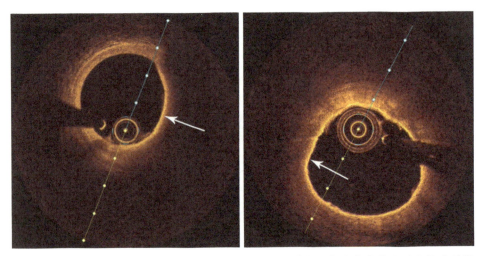

白色箭头所指为脂质斑块表面的纤维帽，较薄的纤维帽及较大角度的脂质斑块为易损斑块最重要的两大特征。

图 5-5　易损斑块

5.6　血栓

在 OCT 图像中，血栓表现为附着在管腔表面或在管腔内漂浮的形状不规则团块。主要分为以下三种类型：①红血栓，指富含红细胞的血栓，呈暗红色，在纤维素网眼内充满红细胞，常突入管腔，因为红细胞对光波有较强的反射和衰减作用，所以红血栓在 OCT 图像中表现为高背散、强衰减（光线难以穿透血栓体，整个血栓体只有表面能较清楚地看到）；②白血栓，由血小板及少量的纤维蛋白构成，呈灰白色，与血管壁紧连，不易脱落，在 OCT 图像中表现为低背散、低衰减、信号均匀（光线可以穿透，整个血栓体都可以看到）；③混合血栓，介于红白血栓之间或红血栓、白血栓同时存在（图 5-6）。

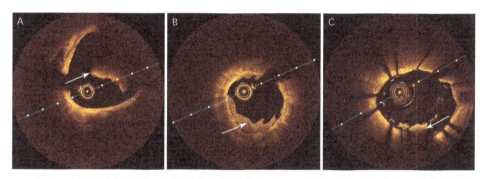

A：箭头所指为红血栓，血栓后方信号严重衰减；B：箭头所指为白血栓，其信号特征类似于纤维斑块，与纤维斑块不同的是其血栓体形态不规则，不与后方组织直接相连；C：支架植入后支架小梁急性血栓，白色箭头所指为红色血栓附着在支架小梁上。

图 5-6 血栓

5.7 斑块侵蚀

冠状动脉内急性血栓形成，管腔闭塞可引发急性冠脉综合征和心源性猝死。尽管心源性猝死患者尸检病理结果显示斑块破裂是最常见的病因（占 60%~80%），但仍有 1/3 的心源性猝死是由斑块侵蚀造成的，这一点在年轻女性和吸烟的患者中更为突出。斑块侵蚀是 ACS 发病的另一重要机制。20%~40% 的冠脉事件被认为与斑块侵蚀有关。与斑块破裂不同，斑块侵蚀是指血管内皮缺失合并血栓形成，但是没有纤维帽破裂的证据。斑块侵蚀在病理学上表现为血管内皮的连续性丧失，常伴有附壁血栓；斑块侵蚀在血管造影上的结果相对较好，管腔直径通常较大。目前，斑块侵蚀的在体诊断缺乏形态学证据。

明确的 OCT-斑块侵蚀（definite OCT-erosion）定义为纤维帽完整，伴血栓形成且血栓所覆盖的斑块结构可识别。可能的 OCT-斑块侵蚀（probable OCT-erosion）定义为：①不伴血栓，罪犯病变表面不规则；②伴血栓，血栓所覆盖斑块结构不可识别,但血栓近端或远端邻近处未见浅表钙化或脂质(图5-7)。可能的 OCT-斑块侵蚀的第一种定义与病理上斑块侵蚀的定义相反,病理上斑块侵蚀定义要求有血栓形成。之所以定义其为可能的斑块侵蚀,是因为考虑到患者在行 OCT 检查前进行了溶栓或者抗血小板治疗,导致血栓消失。

非 ST 段抬高型 ACS 的主要病理基础为斑块侵蚀,这类患者的罪犯病变管腔面积较大,同时血栓负荷较小(以白血栓为主)。基于这些不同的特点,由斑块侵蚀导致的 ACS 患者,经过溶栓或者血栓抽吸后其造影结果显示无严重管腔狭窄且血流动力学稳定,心肌梗死溶栓治疗(thrombolysis in myocardial infarction, TIMI)后的血流分级达到 3 级,临床上优先考虑的治疗策略是强化抗凝、抗血小板治疗。

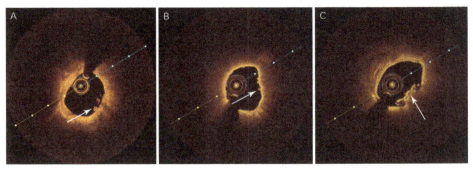

A、B:箭头所指为血栓,血栓后方组织可识别,且其后方斑块纤维帽完整,未发生斑块破溃,均为明确的 OCT-斑块侵蚀;C:箭头所指为血栓,血栓后方组织较难识别,有可疑纤维帽破裂,为可能的 OCT-斑块侵蚀。

图 5-7 斑块侵蚀

5.8 夹层

夹层是指冠状动脉内膜或内膜下斑块自发撕裂或外力导致的撕裂,造成管壁结构连续性中断(图 5-8)。夹层的严重程度通常用夹层的深度、夹层累及的范围和夹层的长度来评价。按夹层深度的不同有仅撕裂到内膜层的内膜夹层(图 5-8A、A1)和撕裂到中膜层的中膜夹层(图 5-8B、B1);夹层累及范围通常用夹层片撕裂的角度来评估(图 5-8B1);夹层的长度可在血管长轴图像中进行测量。

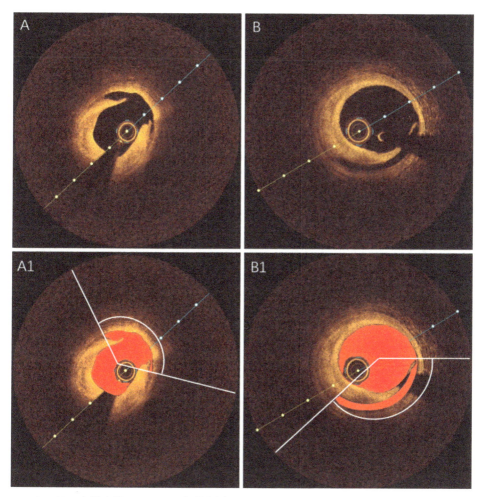

A、A1：内膜夹层；B、B1：中膜夹层。

图 5-8 夹层

5.9 斑块破裂

斑块破裂是指斑块表面的纤维帽连续性中段，伴空腔形成。进行 OCT 检查，注射晶体溶液或对比剂时，破裂的区域表现为低信号或无信号的空腔（图 5-9）。

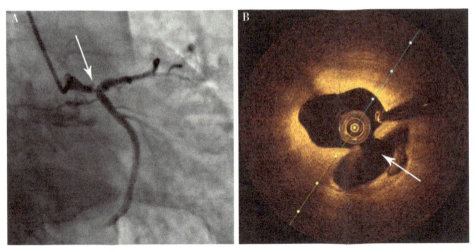

A:箭头所指为纤维帽破裂的空腔;B:箭头所指为斑块破溃形成的龛影,斑块破溃并不总是能在造影图像上可见。

图5-9 斑块破裂

5.10 巨噬细胞

巨噬细胞内含有大量的吞噬溶酶体,可对纤维帽内基质进行溶解。测定纤维帽中巨噬细胞的含量,可以评价动脉粥样硬化斑块的稳定程度。由于巨噬细胞浆内的不同成分折射率不同,这些细胞将产生强烈的光学信号。进行OCT检查时,巨噬细胞表现为纤维帽脂质池交界区的大片高反射区域,可以看到斑块内方向一致的、线状的高度反射结构。OCT可检测到不稳定心绞痛患者具有高巨噬细胞密度,同时伴有较多的纤维斑块和富含脂质斑块。

巨噬细胞的OCT影像学表现为高背散、强衰减的点状或片状结构,且常在高信号的点状区域后形成放射状光影,其最常出现的位置在纤维帽的下缘和脂质斑块、坏死核的上缘(图5-10)。

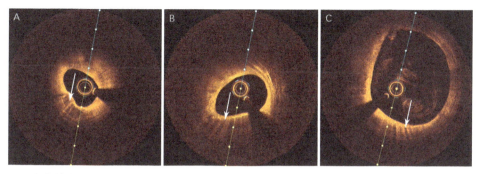

白色箭头所指均为巨噬细胞影像。

图 5-10　巨噬细胞

5.11　滋养血管（微通道）

随着斑块体积的不断增大，斑块内逐渐产生新的血管，称为滋养血管（微通道），也称为微血管或新生血管。病理组织学显示，在血管壁或斑块中的微血管由外膜生出到内膜，这些微血管与外膜周围血管相通，并最终伸到冠状动脉管腔（图 5-11）。

滋养血管在 OCT 图像中表现为信号低、边缘锐利的空洞样结构，随着切面的不同，其形态多变，大小通常为 50～300 μm。常可在多个连续的截面中观察到，滋养血管容易促进脂质和炎性细胞在斑块中的聚集和渗透。一方面，滋养血管往往很脆弱，容易造成斑块破裂出血，使斑块体积增大，管腔变小；另一方面，滋养血管会造成斑块内应力增加，容易导致斑块破裂。

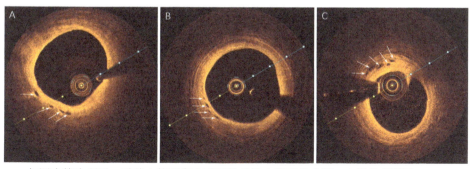

如图中箭头所示，滋养血管可存在于冠状动脉血管壁的内膜、中膜及外膜层。

图 5-11　滋养血管（微通道）

5.12 胆固醇结晶

胆固醇结晶在 OCT 图像中表现为薄线性区域的高背散且衰减较低的影像，通常位于纤维帽或者脂质斑块、坏死核中，与脂质伴行（图 5-12）。有研究显示，针状胆固醇结晶可能对薄纤维帽粥样硬化斑块形成机械性压力，进而增加斑块易损性。

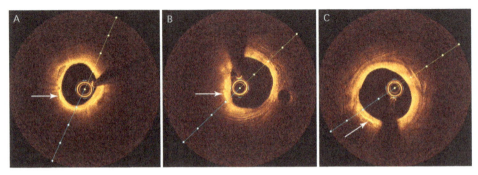

白色箭头所指为胆固醇结晶。

图 5-12　胆固醇结晶

5.13 血肿

血肿是指在血管壁的正常弧线里，外弹力膜向外扩张，内弹力膜被推向内侧，分隔真、假腔，并使管腔受压，血液在假腔内聚积而形成的包块。血肿腔里面积聚大量红细胞，其信号强度类似于血液涡流，呈低背散信号（信号暗）。由于血肿里的对比剂难以冲刷，因此血肿腔的后方信号大量衰减，难以识别（图 5-13）。

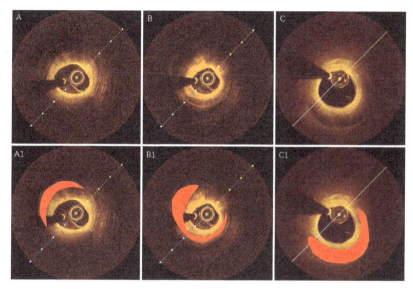

图 5-13 血肿

5.14 假腔

假腔是指没有完整血管壁包绕的腔体（图 5-14）。三层膜结构完整的腔与 OCT 导管所在的腔不是同一个腔体，三层膜结构完整的腔叫作真腔，OCT 导管所在的腔叫作假腔。

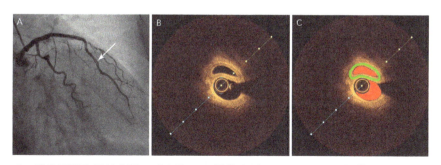

A：箭头所指为疑似夹层，对应的 OCT 影像为图 B；B、C：OCT 导管所在的腔没有完整的三层膜结构，11—2 点钟方向的血管腔有完整的中膜结构，因此定义 OCT 导管所在的血管腔为假腔。

图 5-14 假腔

5.15 痉挛

冠状动脉痉挛（coronary artery spasm，CAS）是指冠状动脉发生一过性收缩，引起血管部分狭窄或几乎完全闭塞导致心肌缺血的一种临床综合征（图5-15）。CAS 可引起心肌缺血、心肌梗死、心律失常、晕厥，甚至猝死。在做冠状动脉造影及冠状动脉腔内成形术时，指引导管、导丝、球囊及其他器械的刺激会诱发冠状动脉痉挛，临床操作时应尽量避免冠状动脉痉挛的发生。在介入操作时常用硝酸甘油等药物缓解冠状动脉痉挛。

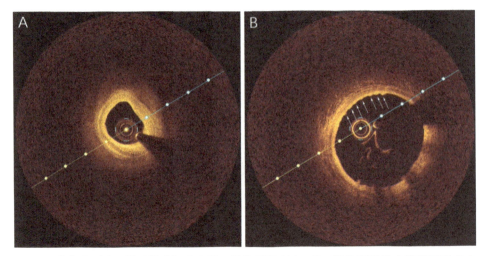

A：痉挛表现为血管壁严重扭曲变形，管腔面积变小；B：箭头所指的内膜长了很多小凸起，为内皮痉挛。

图 5-15 冠状动脉痉挛

5.16 分层斑块

分层斑块是指存在明显分层的斑块（图 5-16）。目前一些研究表明，分层斑块与斑块的愈合有关。

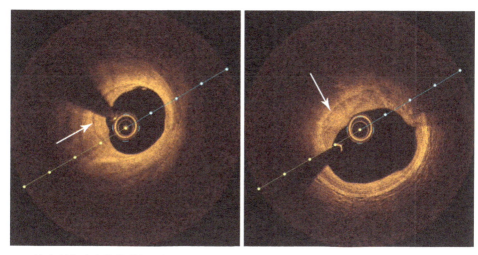

箭头所指为斑块的分层界限。

图 5-16 分层斑块

5.17 异质性斑块

异质性斑块是指一个血管横截面同时存在多种性质的斑块（图 5-17）。

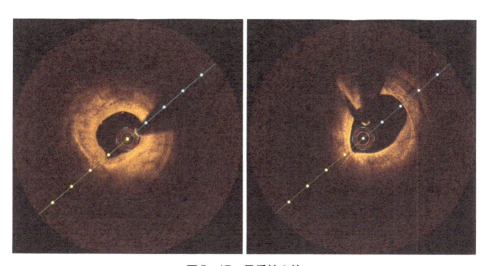

图 5-17 异质性斑块

5.18 支架贴壁不良

支架贴壁不良是指1个或多个支架小梁与血管壁分离（排除血管分支开口部位的支架与血管分离的假象）的现象，支架小梁与其后方的血管壁之间存在血流信号。支架贴壁不良可分为即刻支架贴壁不良和晚期支架贴壁不良（图5-18）。即刻支架贴壁不良指支架植入后即刻发生的支架贴壁不良，支架小梁与冠状动脉血管壁之间的距离大于支架小梁与支架药物涂层的厚度之和。晚期支架贴壁不良可分为获得性支架贴壁不良和持续性支架贴壁不良。晚期获得性支架贴壁不良为支架置入后即刻OCT显示支架完全贴壁，而在随访过程中发生支架贴壁不良；持续性支架贴壁不良则是支架置入后即刻贴壁不良已经存在并在随访过程中持续存在的支架贴壁不良。

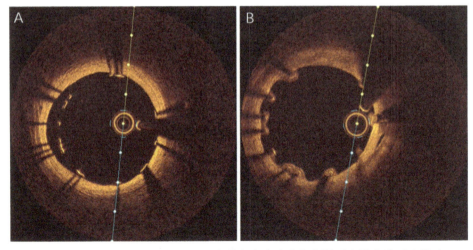

A：即刻支架贴壁不良，可见8—10点钟方向多个支架钢梁后方没有贴近血管壁；B：晚期支架贴壁不良，内膜未完全覆盖支架钢梁，可见支架钢梁与血管壁的距离较大。

图 5-18 支架贴壁不良

5.19 支架膨胀不良

支架膨胀不良是指支架植入后支架成型尺寸小于支架标称尺寸，或支架成型面积远小于血管远端及近端参考管腔面积的均值（图 5-19、图 5-20）。可以用支架膨胀率来衡量支架是否膨胀不良。支架膨胀率等于最小支架面积除以平均参考血管段面积再乘以 100%，或者以支架残余狭窄率（支架残余狭窄率等于 1 减去支架膨胀率）表示。支架膨胀率应大于 80%，或支架残余狭窄率应小于 20%。当支架成型是椭圆时，最短支架直径与最长支架直径之比小于 0.7 也被认为是支架膨胀不良。

一般来说，钙化病变、斑块负荷较重的偏心性纤维病变容易出现支架膨胀不良，因此要对这些病变进行充分的预处理，必要时采取切割术或旋磨术。经皮冠状动脉介入治疗（percutaneous coronary intervention，PCI）术后 OCT 检查发现支架膨胀不良时应采用高压球囊后扩张等方式积极处理。

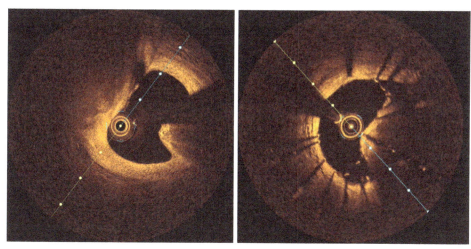

图中 3 点钟方向有钙化结节，导致支架后钙化结节侧支架未能完全扩张，支架短径严重小于支架长径；支架植入前对钙化结节处理不充分导致支架膨胀不良。

图 5-19 支架膨胀不良（1）

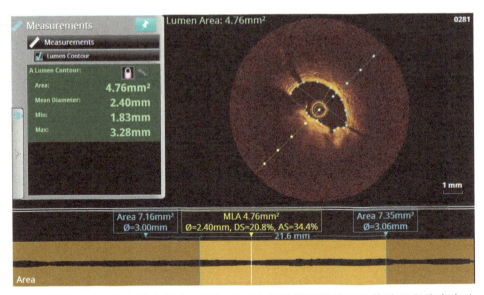

支架植入后支架内最小管腔面积相对于支架近端及远端平均管腔面积狭窄率达34.4%，为显著的支架膨胀不良。

图 5-20 支架膨胀不良（2）

5.20 支架内再狭窄

支架内再狭窄可以定义为支架植入后，在随访过程中发现支架段管腔面积减小，血管造影证实管腔直径狭窄率达到50%或以上。在OCT横截面图像中可见原支架钢梁表面覆盖粥样硬化斑块（图5-21），临床中可依据斑块的性质选择对应的手术方式。

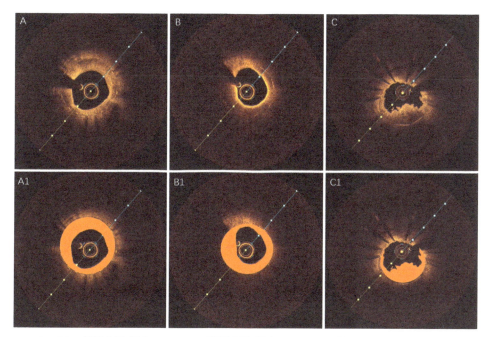

A、A1：纤维斑块增生；B、B1：脂质斑块增生；C、C1 血栓。

图 5-21　支架内再狭窄

根据支架后再狭窄的长度与支架长度的关系，可以将支架内再狭窄分为四种类型（图 5-22）。

（1）Ⅰ型：局部再狭窄（local），再狭窄的长度小于 10 mm。

（2）Ⅱ型：扩散型再狭窄（diffuse），在支架长度范围内再狭窄的长度大于 10 mm。

（3）Ⅲ型：增值型再狭窄（proliferative），再狭窄长度超过 10 mm 并且超出了支架的长度。

（4）Ⅳ型：闭塞型再狭窄（occlusive），支架被完全堵塞。

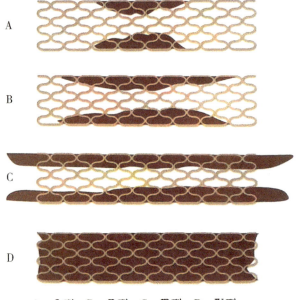

A：Ⅰ型；B：Ⅱ型；C：Ⅲ型；D：Ⅳ型。
图 5-22 支架内再狭窄分型示意

5.21 组织脱垂

冠状动脉支架植入后即刻出现的粥样硬化斑块透过支架小梁之间的空隙突入冠状动脉管腔，这一现象被称为斑块脱垂（plaque prolapse，PP）。当管腔内存在血栓时，支架植入后血栓组织也会从支架小梁的空隙中突入管腔形成血栓脱垂。我们将上述两种现象统称为组织脱垂（tissue prolapse/tissue protrusion，TP），如图 5-23 所示。

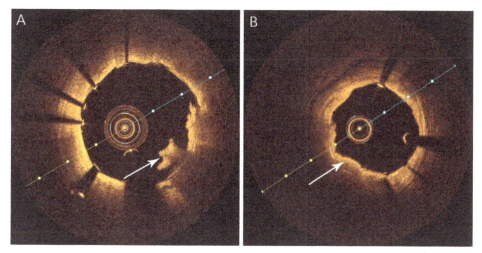

A:支架植入后有部分血栓突入管腔中(箭头所指),为血栓脱垂;B:箭头所指为脂质斑块突入管腔,为斑块脱垂。

图5-23 组织脱垂

第6章 OCT图像的测量

ILUMIEN Optis 系统具有管腔测量辅助功能，可自动测量远近端参考血管和病变血管的管腔面积、直径及病变狭窄程度，并且可以对图像进行放大测量。目前，OCT 测量指标及其定义基本沿用血管内超声的专家共识。

OCT 测量可以简单分为线性测量、角度测量和面积测量。在临床实际应用中，病变长度、纤维帽厚度、支架长度等可以用线性测量工具进行测量；在评估钙化斑块、脂质斑块、血栓、巨噬细胞时则需要应用角度测量工具对其进行分析；而管腔面积、斑块面积、支架面积、血栓面积等需要用面积测量工具进行测量。

在测量时常用的测量界面有内膜表面、IEM 和 EEM，且可以放大测量（图6-1）。

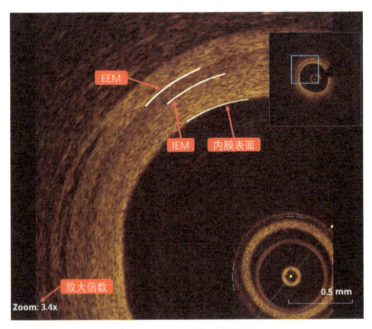

图6-1 常用的测量界面

6.1 常规测量方法

6.1.1 长度测量

长度测量工具通常用来测量管腔直径、血管直径、纤维帽厚度、病变血管长度，还可对特殊病变位置进行评估。

测量方法：在图像横截面上，左键点击右侧工具栏（工具栏自动隐藏）—左键点击"Length"（长度）—左键点击定位起点—左键点击确定终点，即可在左侧测量界面中显示测量长度。

管腔直径测量以内膜表面为起止点，且经过管腔中心，测量最短直径和最长直径并取其平均值（图6-2）。

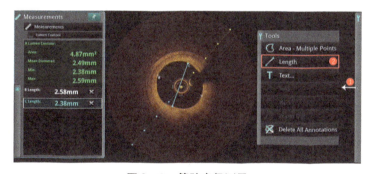

图6-2 管腔直径测量

血管直径测量以EEM为起止点，且经过血管中心，测量最短直径和最长直径并取其平均值（图6-3）。

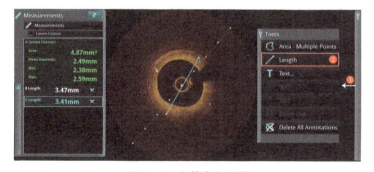

图6-3 血管直径测量

纤维帽厚度可在被认为最薄的单个横截面测量，或在多个（至少3个）横截面测量取其平均值。测量时可以以内膜表面为弧线画出其弦线。测量时，测量径线垂直于弦线（图6-4）。

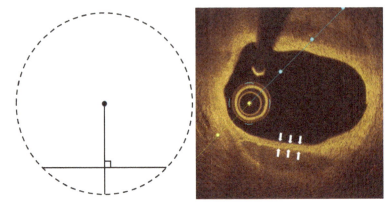

图6-4 纤维帽厚度测量

病变血管长度的测量可以用自动面积测量工具选定远近端参考血管自动计算病变血管长度，也可在L模式视图中手动选定起点和终点测量病变血管长度（图6-5）。

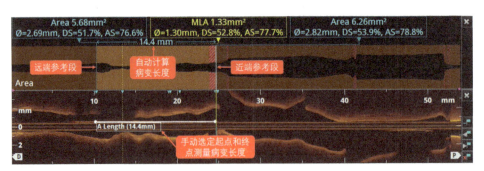

图6-5 病变血管长度测量

在横断面或L模式视图中，系统以毫米（mm）为单位计算并显示图像上放置的两个点之间的距离长度。起点和终点必须处于同一个视图中。例如，如果起点放置在L模式视图中，那么终点也必须位于L模式视图中。

6.1.2 面积测量

面积测量的内容包括管腔面积、血管面积、支架面积、血栓面积等。

测量方法：在图像横截面上，左键点击右侧工具栏（工具栏自动隐藏）—左键点击"Area-Multiple Points"—左键点击定位起点—多次点击左键形成圆弧—最后在起点处点击左键确定终点，左侧测量界面中会显示测量的面积，并自动计算出最小直径、最大直径及平均直径。

如果图像清晰，也可以直接采用 OCT 自动测量的面积和直径（显示在测量界面中）。

管腔横截面积（lumen CSA）的测量应沿着内膜表面画出管腔边界，多点描绘，尽量使所画的圆弧贴近内膜表面（图6-6）。

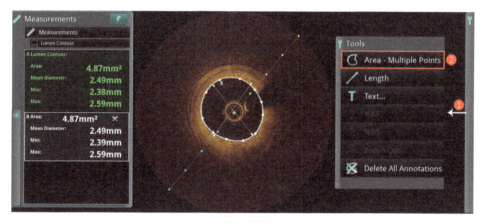

图6-6 管腔横截面积测量

测量血管横截面积（EEM-CSA）时应沿着 EEM 画出血管边界，可多点描绘，尽量使所画的圆弧贴近 EEM 表面。对于一些含脂质、巨噬细胞等强衰减斑块的血管，其后方 EEM 通常不可见。若 EEM 不可见区域超过一个象限，则认为测量的血管面积不可靠，否则可以以接近圆周的形态近似描绘出血管边界（图6-7）。

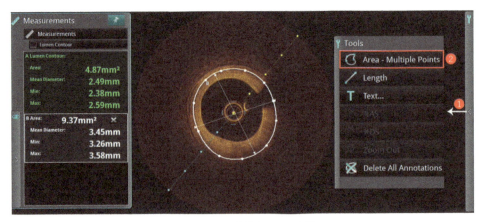

图6-7　血管横截面积测量

测量支架面积时应沿着支架钢梁表面画出支架弧线，尽量描绘所有的支架钢梁，使所画的圆弧贴近支架钢梁，钢梁较稀疏处应沿着可见的钢梁尽量画出圆弧形（图6-8）。

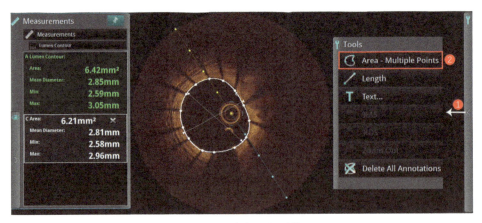

图6-8　支架面积测量

6.1.3　角度测量

通常检测脂质斑块、钙化斑块、夹层累及程度等需要用到角度测量工具。测量时需要注意的是，先画出管腔弧线（参照面积测量方法），在面积存在的基础上才可以画出角度。

ILUMIEN Optis 系统没有自带的角度测量工具，可以用其他分析工具进行测量，测量方法为：管腔中心为圆点，测量的角度应该包括所有的钙化斑块、脂质斑块、夹层撕裂片等（图6-9）。

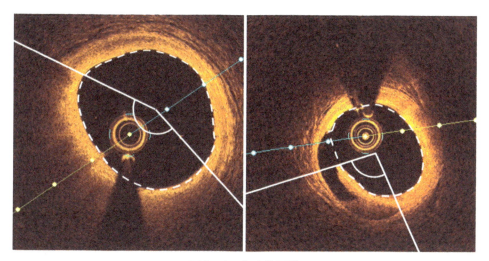

图6-9　角度的测量

6.2　手术中的测量评估

6.2.1　术前病变的评估

术前需要对病变长度、狭窄程度、病变性质进行评估。纤维斑块多涉及对管腔面积和狭窄程度的评估；由于脂质斑块呈现出高衰减信号，因此一般需要考虑脂质斑块累及的角度、纤维帽的厚度、病变累及长度及管腔狭窄程度；钙化斑块有比较清晰的边界，通常需要测量其长度、角度、厚度、距离管腔的深度。OCT可以穿透浅表钙化，我们可以从OCT图像中获得大部分浅表钙化距离管腔表面的深度；浅表钙化的角度定义为以管腔中心为顶点，包含所有钙化在内的角度。由于OCT穿透能力有限，对于一些范围大的深层钙化，通过OCT无法看清其边缘，因此对于钙化的测量通常不会考虑评估其面积和体积。

术前对病变长度、狭窄程度和病变性质进行评估有利于选择合适的支架和介入器械。在OCT图像中，狭窄的定义为病变处管腔的横截面积小于平均参考血管面积的50%。OCT的相关定义和病变长度、狭窄程度的测量方法如下。

(1) 远近端参考血管。这是指病变远近端最大管腔处的血管,其位于同一节段(通常是在距离病变 10 mm 以内,且无大的分支血管)。需要注意的是,该部位可能并不是斑块负荷最小处。如图 6-10 所示,A 和 C 处分别对应远端参考血管、近端参考血管。

(2) 参考血管面积(直径)。远近端参考血管面积(直径)的平均值,如图 6-10 中的 A 及 C,自动测量出远端参考管腔面积为 5.68 mm^2,平均直径为 2.69 mm;近端参考管腔面积为 6.26 mm^2,平均直径为 2.82 mm。

(3) 最小管腔面积。靶病变所在血管的最小管腔面积,如图 6-10 中的 B 所示,最小管腔面积(MLA)为 1.33 mm^2。

(4) 管腔面积狭窄百分比。靶病变处管腔面积相对参考血管的管腔面积减小的相对百分比,即

$$管腔面积狭窄百分比(AS) = \frac{平均参考血管管腔横截面积 - 最小管腔横截面积}{平均参考血管管腔横截面积} \times 100\%$$

对应于图 6-10,可得

$$AS = \frac{(5.68 + 6.26)/2 - 1.33}{(5.68 + 6.26)/2} \times 100\% = 77.7\%$$

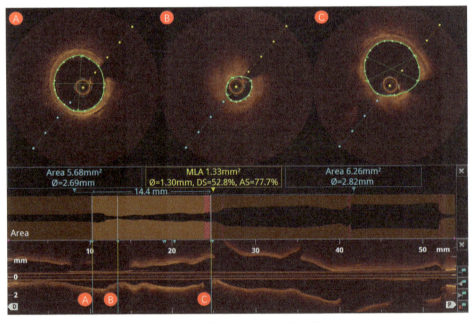

图 6-10　管腔面积百分比的测量

同理，

管腔直径狭窄百分比(DS) = $\dfrac{\text{平均远近端参考血管管腔直径} - \text{平均最小管腔直径}}{\text{平均远近端参考血管管腔直径}} \times 100\%$

（5）病变长度。在 OCT 图像长轴上，可用长度测量工具在 L 模式下测量病变的起点到终点的长度，也可以在自动面积测量工具中选定远端参考段和近端参考段自动计算病变长度。

斑块的评估包括斑块性质的定性评估和斑块测量的定量评估（图 6-11）。斑块的定性和定量评估可以帮助术者选择合适的器械处理病变，常用的分析指标如下：

（1）斑块横截面积：血管横截面积 - 管腔横截面积。
（2）最小斑块厚度：内膜前缘至 EEM 的最小距离（测量径线经过管腔中心）。
（3）最大斑块厚度：内膜前缘至 EEM 的最大距离（测量径线经过管腔中心）。
（4）斑块偏心指数：（最大斑块厚度 - 最小斑块厚度）/最大斑块厚度。
（5）斑块负荷：斑块横截面积/血管横截面积。

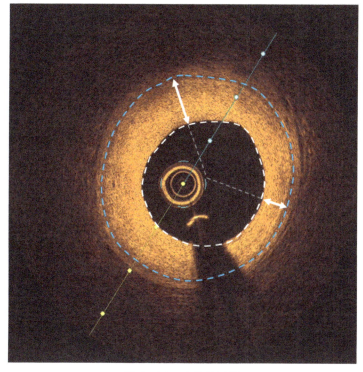

图 6-11　斑块的测量

6.2.2 术后即刻评估

支架植入后即刻进行 OCT 检查，可评估支架膨胀、贴壁的情况，以及血管壁损伤与并发症（如支架边缘夹层、组织脱垂等）等情况。

如图 6-12 所示，面积测量时自动计算最大支架直径、最小支架直径，从而计算出支架偏心度。

$$支架偏心度 = \frac{最大支架直径 - 最小支架直径}{最大支架直径} = \frac{3.04 - 2.54}{3.04} = 0.16$$

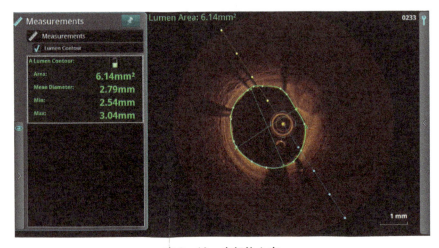

图 6-12 支架偏心度

如图 6-13 所示，在长轴模式中可自动测量远近端参考血管支架面积和最小支架面积，从而计算出支架膨胀率。

$$支架膨胀率 = \frac{最小支架面积}{平均参考血管段面积} \times 100\% = \frac{5.73}{(7.80 + 8.34)/2} \times 100\% = 71\%$$

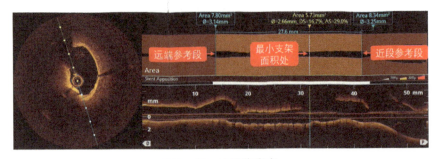

图 6-13 支架膨胀率

如图 6-14 所示，对于金属支架而言，OCT 发出的光波无法穿透支架小梁，因此 OCT 中所见的支架小梁信号并不能代表真实的钢梁结构。支架小梁内缘表面到冠状动脉管腔表面的距离应等于或小于支架小梁厚度加上药物聚合物厚度（药物洗脱支架），否则认为支架贴壁不良。对于可降解支架，由于光波可穿透支架小梁，因此可直接测量管腔表面至支架小梁的最小距离。ILUMI-EN Optis 系统可自动测量支架小梁表面至管腔表面的距离并以不同颜色标注其贴壁程度：距离小于 200 μm 以白色显示，距离为 200～300 μm 以黄色显示，距离大于 300 μm 以红色显示，分别代表支架的不同贴壁程度（该界值可手动更改）。

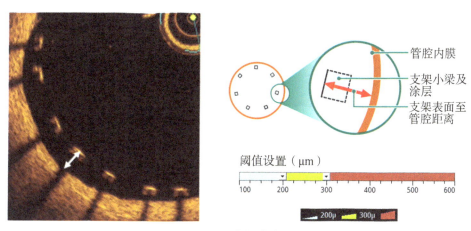

图 6-14　支架贴壁不良

6.2.3　术后随访

术后随访中可用 OCT 测量支架小梁新生内膜覆盖厚度、支架小梁新生内膜覆盖面积等，支架小梁的覆盖与贴壁情况如图 6-15 所示。

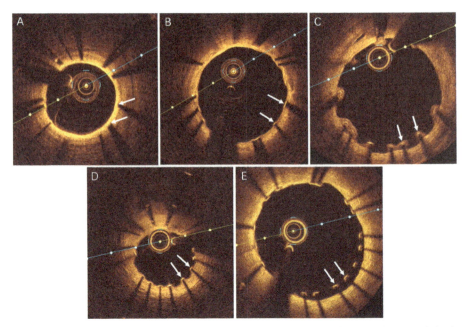

A：支架小梁嵌入且内膜覆盖良好；B：支架小梁突出且内膜覆盖良好；C：支架小梁贴壁不良但内膜覆盖良好；D：支架小梁贴壁良好但内膜未覆盖；E：支架小梁贴壁不良且内膜未覆盖。箭头所指为支架小梁。

图 6-15 支架小梁覆盖 5 种情况

在 OCT 图像中，支架内再狭窄是指支架内新生内膜面积超过支架面积的 50%，支架内新生内膜厚度大于 100 μm 时按 OCT 图像特征可分为均质性内膜、异质性内膜和分层内膜（图 6-16）。

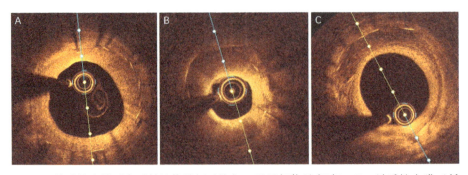

A：均质性内膜（高反射且信号相对均匀，无局部信号衰减）；B：异质性内膜（低反射且信号不均匀，有局部信号的强衰减）；C：分层内膜（向心性、双层或多层的光学信号，近腔侧通常为高反射信号，远腔侧通常为低反射信号）。

图 6-16 支架内再狭窄

第 7 章　OCT 在介入治疗中的应用

　　OCT 图像具有较高的分辨率，可为术者清晰地呈现患者冠脉病变的具体情况，便于术者选择对患者最有益的治疗方案，优化手术治疗效果，降低患者死亡率和不良心血管事件的风险。

　　术前 OCT 主要用来分析靶病变的性质，制定最佳的介入策略。虽然冠脉造影是诊断冠心病常用的有效方法，但它是一个二维平面图像，无法让我们了解血管腔内的情况，存在一定的局限性。冠脉 OCT 的问世极大地弥补了冠脉造影的不足，它既可以帮助我们识别血管正常结构与脂质斑块、纤维斑块、钙化，又能帮助我们快速诊断易损斑块、血栓、内膜撕裂及其他血管内的病理影像，如易损斑块纤维帽的薄厚程度、巨噬细胞的存在与否、血管壁的微血管通道等一些在造影和其他腔内影像学检查工具无法或较难看到的血管病理改变。OCT 还可以帮助我们判断粥样硬化斑块的严重程度、斑块的分布情况、钙化的厚度和范围等。斑块的不同性质和严重程度是术者选择介入策略的重要依据。

　　术中 OCT 可以帮助术者选择介入治疗的最佳术式，如普通球囊扩张、切割球囊扩张、冠脉内激光销蚀、高速冠脉内旋磨等。此外，它还可以帮助我们精确测量血管大小、病变长度及参考血管段的直径，进而选取合适的球囊和支架尺寸。

　　术后 OCT 可以评估支架植入后的成型情况，如支架贴壁不良、支架膨胀不良、支架覆盖不良等，可帮助我们选择最优策略对血管进行再优化，还能帮助我们识别即刻并发症，如支架边缘夹层、血肿或支架内血栓等。OCT 对支架植入后晚期不良心血管事件（如支架内再狭窄、晚期支架贴壁不良等）的分析及指导在病变血管再次处理发挥着重要的作用。

　　OCT 由于具有极高的分辨率，在急性心梗中发挥着较其他腔内影像学工具更大的优势，可以识别血栓的类型（如红血栓、白血栓），还可以识别易损斑块、斑块侵蚀等可能引起急性心梗的特征斑块，便于提早预防和积极干预，减少不良心血管事件的发生概率。

7.1 OCT 对靶病变的评估

术前 OCT 主要用来分析靶病变的性质,包括粥样硬化的严重程度、斑块的分布、钙化的深度和范围、血管重构、有无血栓和夹层等。

病例 1 造影显影不清

患者为男性,69 岁,以主诉"反复心悸、胸痛 6 年,再发 3 个月"入院。半年前于 LAD 植入支架 1 枚,诊断为冠状动脉粥样硬化性心脏病支架植入后、不稳定心绞痛、心房颤动。

如图 7-1 所示,造影中左肩位、正头位和右肩位均不能很好地展示箭头所示前降支近端病变。可疑前降支第一对角支开口处狭窄率约为 70%,OCT 检查可见对角支开口处远端 A 及近端 B 处严重狭窄。在图 7-2 中,图 A 可见较厚纤维帽的脂质斑块,图 B 可见 5 点钟方向有巨噬细胞影,图 C 可见 6—8 点钟方向有钙化斑块。根据 OCT 的指导,本病例进行支架植入。

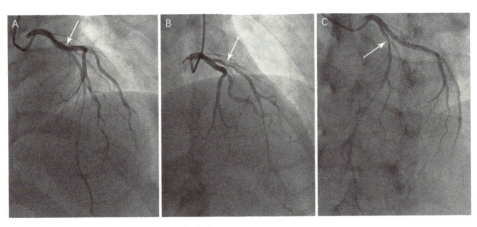

A:左肩位;B:正头位;C:右肩位。
图 7-1 病例 1 左冠造影

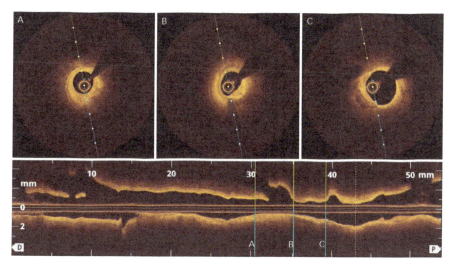

图 7-2 病例 1 OCT 检查

病例 2 局部狭窄

患者为男性，70 岁，以主诉"反复胸闷、心悸 7 年余"入院，诊断为冠状动脉粥样硬化性心脏病。

如图 7-3 所示，造影图中可见箭头所示第二间隔支处一局部病变狭窄，其狭窄率约为 50%。如图 7-4 所示，OCT 检查可见最窄的 B 处（对应图 B）5—9 点钟方向有严重的偏心纤维斑块，A 及 C 处（对应图 A 与图 C）未见显著病变。考虑是临界病变且病变长度较短。本病例未行介入治疗。

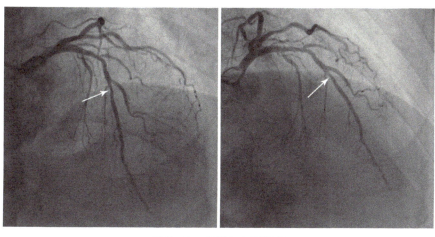

图 7-3 病例 2 左冠造影

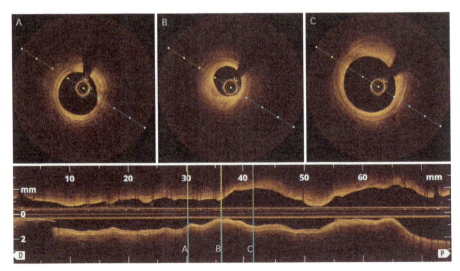

图 7-4 病例 2 OCT 检查

病例 3　钙化病变

患者为男性，55 岁，以主诉"反复胸闷 1 月余"入院，既往有高血压史，诊断为不稳定心绞痛、冠状动脉粥样硬化性心脏病。

如图 7-5 所示，造影图中箭头处可见前降支近段可见钙化狭窄。如图 7-6 所示，可见内膜严重钙化，其中图 A 可见钙化呈 360°，且钙化体较厚，预期支架植入后难以获得较好的效果。因此，预处理采用旋磨术。

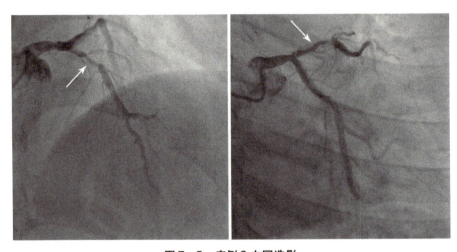

图 7-5　病例 3 左冠造影

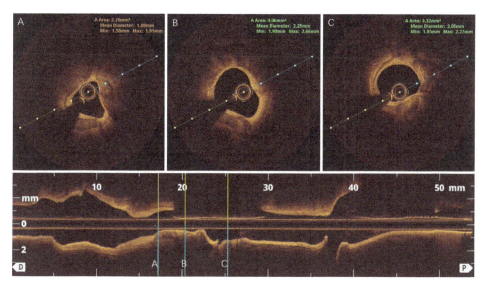

图 7-6 病例 3 OCT 检查

病例 4　支架内再狭窄

患者为男性，77 岁，以主诉"反复劳力后胸闷痛、气促 9 年，加重 1 周"入院。于 9 年前、8 年前、6 年前、5 年前、1 年前分别行冠状动脉介入诊疗术。既往有高血压史，诊断为冠状动脉粥样硬化性心脏病三支病变、冠状动脉支架植入后状态、不稳定心绞痛、心房颤动。

如图 7-7 所示，造影可见前降支、回旋支和左主干均有支架影，其中回旋支开口处可见较严重的支架内再狭窄。图 7-8 为 OCT 横截面图像，图 A 为回旋支近端，可见支架内严重纤维斑块狭窄；图 B 为回旋支开口，可见严重纤维斑块狭窄；图 C 为主干末端，未见较明显的支架内再狭窄。考虑回旋支近端及开口纤维斑块负荷较重。本病例采用切割球囊预处理后行药物球囊治疗。

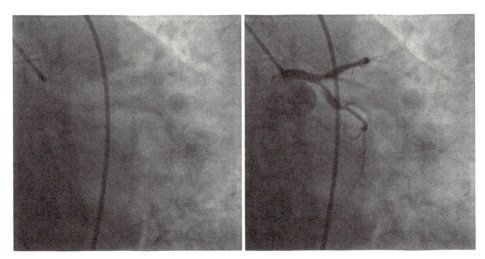

图 7-7 病例 4 左冠造影

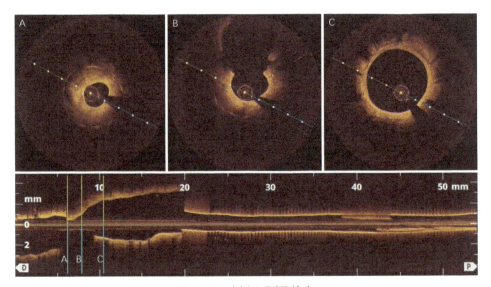

图 7-8 病例 4 OCT 检查

病例 5　急性心肌梗死

患者为男性，65 岁，主诉"胸部闷痛 10 小时"。既往有高血压病史。诊断为冠状动脉粥样硬化性心脏病、急性前壁心肌梗死、心房颤动。

如图 7-9 所示，冠脉造影可见前降支完全闭塞，结合病史考虑为急性心肌梗死。导丝通过病变处，经溶栓术和血栓抽吸术后，行前降支近端 OCT 检查（图7-10）。在图7-10中，图C显示7—9点钟方向有红血栓，其余管腔（图A、图B）未见较严重的管腔狭窄及不稳定斑块，考虑血流明显改善。本病例未行进一步的介入治疗。

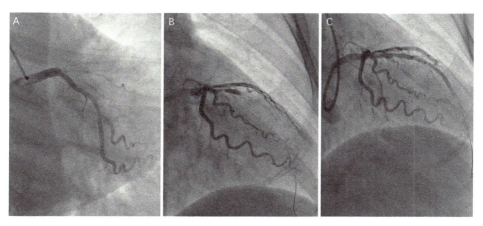

图7-9 病例5 左冠造影

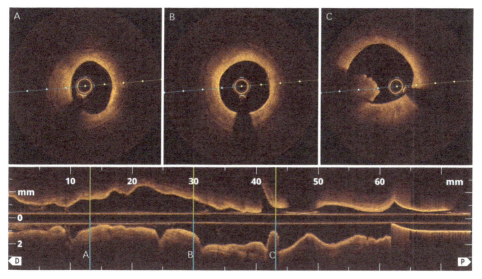

图7-10 病例5 OCT检查

7.2 OCT 指导 PCI 治疗

7.2.1 对支架尺寸的选择

根据冠脉造影，术者一般可根据血管参考直径除以 1.1 后的数值来选择冠脉支架的直径，但造影结果受造影体位不同及术者不同的影响，存在较大差异。通过腔内影像学（如 OCT、IVUS）表现，可以根据病变的严重程度和斑块的稳定程度选择是否进行支架植入术，并且可以根据测量血管的直径来选择合适的支架。使用药物洗脱支架（drug-eluting stent，DES）时，术者根据平均管腔直径（一般是通过管腔中心的内膜到内膜的距离）来选择支架大小。ILUMIEN Ⅲ 研究是根据 OCT 的成像图中血管参考端能否看见中膜来选择支架，若能看见中膜，则测量最小的中膜直径（通常为远端），将其作为支架直径的参考值；若看不清中膜，则选取 OCT 自动测量参考端的最小平均管腔直径作为支架直径的参考值。使用生物可吸收支架（bioabsorbable scaffold，BRS）时，根据测量通过管腔中心的中膜到中膜的直径来选择支架尺寸更为合适。

病例 6 OCT 辅助选择支架尺寸

患者为女性，74 岁，以主诉"反复心悸、胸闷 1 年余"入院，既往有高脂血症史。诊断为冠状动脉粥样硬化性心脏病（单支血管病变）。

如图 7-11 所示，LCX 术前 CAG 示 OM1 近端狭窄率约为 85%（图 A）。OCT 长轴显示最严重狭窄处管腔面积为 1.33 mm^2，面积狭窄率（AS）为 77.7%，病变长度为 14.4 mm，长轴及横截面显示血管狭窄以纤维脂质斑块为主（图 A2）；测量远端正常参考段血管内膜直径为 2.69 mm（图 A1）；近端正常参考段的血管直径为 2.82 mm（图 A3）。依据"正常段到正常段"的原则，术者选择 2.75 mm×14.00 mm 支架，于 OM1 近段病变处植入支架。支架植入术后，OCT 长轴显示支架无贴壁不良情况，支架最小面积为 5.2 mm^2（图 B2），面积狭窄率为 15.7%，支架边缘无夹层，无易损斑块（图 B1、图 B3），符合 OCT 辅助支架植入的标准。冠脉造影显示血管无残余狭窄情况，支架贴壁、膨胀良好，TIMI 血流分级为 3 级。

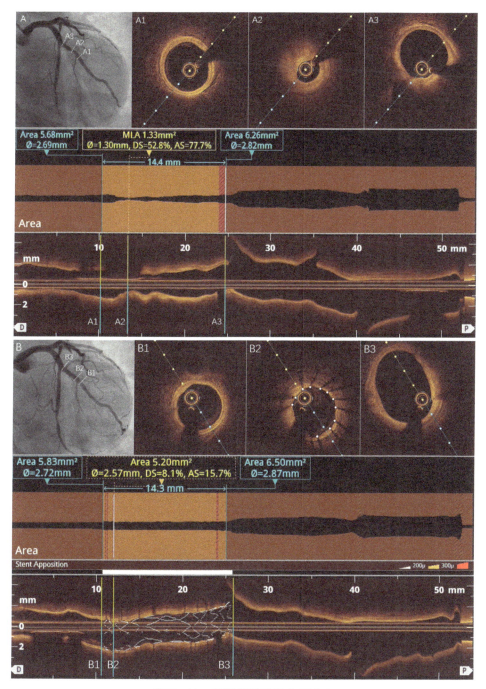

图 7-11 OCT 辅助选择支架尺寸

病例 7　可吸收支架

患者为女性，58 岁，以主诉"反复胸闷 1 年余"入院，半月前门诊冠脉 CTA 示前降支管腔狭窄率为 80%～90%，诊断为冠状动脉粥样硬化性心脏病（单支病变）。

如图 7-12 所示，LAD 近段可见严重狭窄约 90%，中段局限狭窄约 40%（图 A1），术者拟处理近段病变，球囊预扩张后，行 OCT 检查。狭窄最严重处的管腔面积为 2.41 mm^2（图 B2），斑块性质为脂质斑块，在图 C 长轴中选定远端正常参考血管（图 B1），选定近端参考血管（图 B3），即 LAD 开口（* 为分支）。远端参考血管中膜结构可见，测量中膜到中膜的最小直径为 2.95 mm，最大直径为 3.12 mm，取其平均值 3.04 mm 作为支架参考直径（而非用平均管腔直径 2.24 mm）。测量长轴图像中远端参考段到近段参考段病变长度为 14.6 mm（图 C）。术者为患者植入 3.0 mm × 15.0 mm 可吸收支架（图 A2 为支架定位图），用 3.25 mm × 10.00 mm 的高压球囊以 12～18 个标准大气压后扩张支架。图 7-12 中的 D1、D2、D3 分别为 B1、B2、B3 处支架植入后的横截面图，可见支架膨胀、贴壁良好。

7.2.2　评估支架植入后是否需要后扩张

支架植入后是否需要后扩张取决于支架贴壁情况与膨胀情况。一般认为，金属支架的膨胀率应达到 80% 以上，可吸收支架的膨胀率应达到 90% 以上。在对支架贴壁不良及支架膨胀不良的判定上，OCT 的敏感度高于 IVUS，OCT 图像在支架模式下以红、黄、白色自动显示支架梁的贴壁情况。支架膨胀情况可以用支架膨胀率表示，或者以支架残余狭窄率表示（支架残余狭窄率 = 1 - 支架膨胀率）。

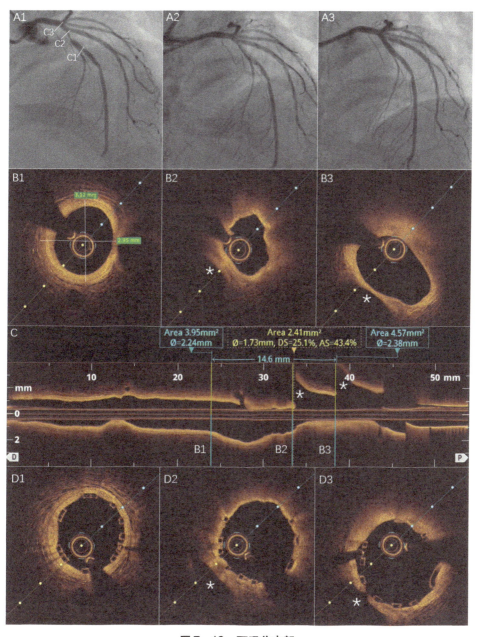

图 7-12 可吸收支架

病例 8　支架膨胀不良

患者为男性，62 岁，以主诉"头晕 10 天"入院，既往糖尿病史 20 余年，有高血压病史。诊断为颈动脉闭塞和狭窄。

如图 7-13 所示，由图 B1（术前造影）可见 LAD 近中段狭窄率为 70%～90%，狭窄最严重处的管腔面积为 1.71 mm^2（图 A2），术者选定支架远端着落点（图 A1）及近端着落点（图 A3，＊为分支），植入 3.0 mm×28.0 mm 药物支架，并选取 3.25 mm×12.00 mm 后扩张球囊以 12～18 个标准大气压扩张支架。术后行 OCT 检查，最小管腔面积为 5.73 mm^2，残余狭窄率为 29%，OCT 显示支架为膨胀不良，但贴壁良好（图 C1）；再次用 3.25 mm×12.00 mm 后扩张球囊以 18 个标准大气压扩张膨胀不全处 5 s。复查 OCT，支架的残余狭窄率降低至 9%（图 C2）。术后复查造影可见血管成型良好（图 B3）。

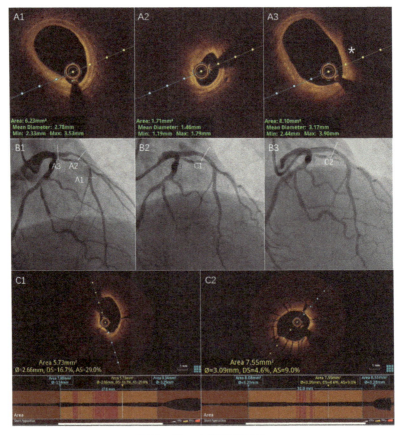

图 7-13　支架膨胀不良

病例9 支架膨胀不良

患者为男性，56岁，以主诉"胸痛1月余"入院，诊断为冠状动脉粥样硬化性心脏病待排、高脂血症。

如图7-14所示，造影可见LAD近段为弥漫性病变，狭窄率为85%~90%（图B1），结合病史，术者决定对LAD行支架植入术，选用2.0 mm×20.0 mm球囊预扩张血管，并行OCT检查，可见A2处一结节样钙化斑块，A3处最小管腔面积为1.2 mm^2，性质为纤维脂质斑块，同时在11点钟方向存在斑块撕裂影像，选取A1为远端参考血管及A4为近端参考血管，植入3.0 mm×38.0 mm支架，以3.0 mm×15.0 mm高压球囊进行后扩张，行OCT检查见最小管腔面积处支架膨胀不良（图C1），其管腔面积为3.88 mm^2，面积狭窄率为40.3%，造影见图B2。在9点钟至1点钟方向可见结节样钙化斑块，行高压球囊扩张术，再次行OCT检查（图C2），管腔面积为5.98 mm^2，血管残余面积狭窄率为11.1%，仍然伴有贴壁不良，考虑与结节样钙化斑块预处理不充分有关。冠脉造影显示支架膨胀良好，TIMI血流分级为3级（图B3）。

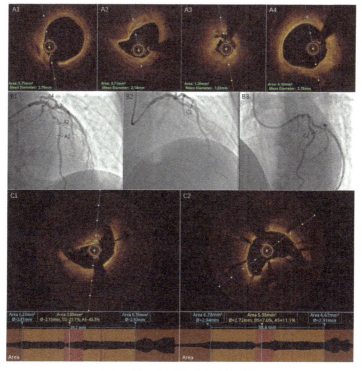

图7-14 钙化致支架膨胀不良

病例 10　贴壁不良

患者为男性，67 岁，以主诉"反复活动后气促伴胸闷痛 3 年余，加重 6 天"入院，诊断为冠状动脉粥样硬化性心脏病待排。

如图 7-15 所示，造影可见 LAD 近中段弥漫狭窄率为 50%～95%，TIMI 血流分级为 3 级（图 A1），术者决定对 LAD 行支架植入术。以 2.5 mm×20.0 mm 球囊预扩张后行 OCT 检查（图 B1），最小管腔面积为 1.07 mm^2，管腔面积狭窄率为 88%，植入 3.0 mm×30.0 mm 支架，并用 3.25 mm×15.00 mm 高压球囊行后扩张，复查 OCT 可见支架近端贴壁不良（图 B2 中的白色箭头所示），支架距离血管大于 300 μm 为严重贴壁不良，在横截面图像上显示为红色（图 B2 中的 B6 白色箭头），轻度贴壁不良（支架距离血管大于 200 μm，同时小于 300 μm）显示为黄色（图 B2 中的 B4 白色箭头），而支架距离血管小于 200 μm 一般认为贴壁良好（图 B2 中的 B5 白色箭头）。需要注意的是，该界值可依据最新指南推荐数值进行更改。术者用 3.75 mm×10.00 mm 高压球囊于支架近端扩张，再行 OCT 检查（图 B3），支架贴壁良好（图 B2、图 B3 为球囊扩张前和扩张后同一个截面）。复查冠脉造影（图 A3），支架贴壁好，TIMI 血流分级为 3 级。

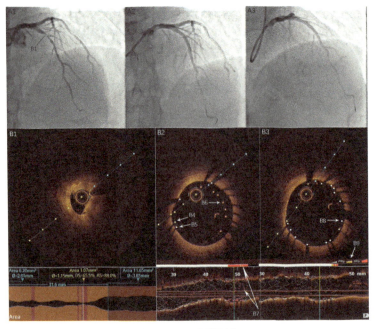

图 7-15　贴壁不良

7.2.3 对支架着落点的选择

有关 IVUS 及 OCT 的研究表明,如果冠脉支架着落在不稳定斑块上,容易引起支架植入后即刻边缘夹层或支架边缘再狭窄。术者仅根据冠脉造影结果容易将不稳定斑块判别为正常段,而腔内影像可以识别不稳定斑块,有助于术者选择更合适的治疗策略。

病例 11 着落点的选择

患者为女性,65 岁,以主诉"反复活动后胸痛 10 余天"入院,诊断为冠状动脉粥样硬化性心脏病、高血压 3 级和 2 型糖尿病。

如图 7-16 所示,造影示右冠近中段狭窄率为 50%~80%,决定行 RCA-PCI 术,植入 3.0 mm×38.0 mm 支架一枚,发现支架近端(图 A2 箭头)病变未覆盖完全,行 OCT 检查示支架贴壁良好,膨胀良好,但支架边缘(图 B1 至图 B4)见薄纤维帽粥样硬化斑块(图 B2)纤维帽侵蚀(图 B3 中箭头所指)。考虑支架边缘存在易损斑块,因此在支架近端再植入 3.5 mm×12.0 mm 支架 1 枚。术后造影(图 A3)示血管成型良好,TIMI 血流分级为 3 级。

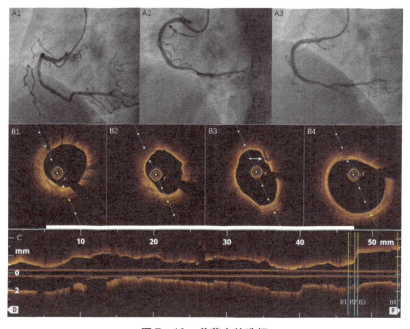

图 7-16 着落点的选择

7.2.4 慢性闭塞性病变

OCT 由于具有较高的分辨率,可以区分血管的不同膜的结构,同时可以识别血管的微小结构,如滋养血管(微通道)等。根据 OCT 的这些特点,在冠状动脉慢性完全闭塞病变(chronic total occlusion,CTO)中,OCT 可以辨别导丝通过闭塞病变后的真假腔情况。由于行 OCT 检查需推注大量晶体或对比剂,易导致夹层扩大,因此对 CTO 患者行 OCT 检查需格外小心。

病例 12 慢性闭塞性病变

患者为男性,60 岁,以主诉"活动后胸闷 5 年,再发 1 个月"入院,诊断为冠状动脉粥样硬化性心脏病、稳定型心绞痛和高脂血症。

如图 7-17 所示,造影显示 RCA 近段闭塞(图 B1),LCX 向右冠逆向供血。术者使用 Gaia2 导丝正向过闭塞病变后,以 2.0 mm×15.0 mm 及 2.5 mm×

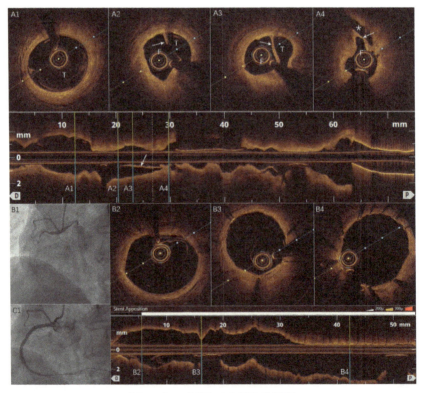

图 7-17 OCT 对真假腔的判别

20.0 mm 球囊预扩张后行 OCT 检查，可见导丝部分走行于假腔（图 A3、图 A4，其中，＊为分支，F 为假腔，T 为真腔），图 A2 截面处的内膜片撕裂（箭头所指），图 A1 截面导丝回到真腔且无易损斑块，可作为支架远端着落点，由远及近分别植入 3.0 mm×20.0 mm，3.5 mm×20.0 mm 药物支架，分别用 3.5 mm×15.0 mm，4.0 mm×12.0 mm 高压球囊进行后扩张处理。支架远端（图 B2）可见支架贴壁好，无边缘夹层，远端着落点是真腔，支架近端（图 B3、图 B4）均显示支架成型良好，残余狭窄率小。造影结果如图 C1 所示，TIMI 血流分级为 3 级。

7.2.5 钙化病变

病理对照研究显示，OCT 检测对钙化病变的敏感性（95%～96%）、特异性（97%）很高，OCT 识别钙化斑块的长度、累及角度及深度均优于 IVUS。当通过 OCT 发现严重的环形钙化时，应避免直接植入支架，否则易导致支架膨胀不良，可考虑对环形钙化选择棘突球囊、切割球囊扩张或旋磨术等方式进行充分预处理。目前，尚无明确的指南可以作为行切割球囊扩张或旋磨术的指征（如钙化角度、长度或厚度等），有研究显示浅表钙化斑块同时累及角度大于 270°可作为旋磨指征，但尚待确定。

钙化病变限制支架成型及球囊扩张，因此钙化病变常导致支架膨胀不良，OCT 可准确评估支架膨胀情况，从而指导术者选择合适的后扩张球囊进行后扩。

病例 13　钙化病变

患者为男性，55 岁，以主诉"反复胸闷 1 月余"入院，射血分数为 62%，诊断为不稳定心绞痛和高血压 3 级。

如图 7-18 所示，冠脉造影可见 LAD 开口狭窄率约为 70%（图 A1、图 A2），近中段为弥漫性钙化，其狭窄率为 50%～80%，远段狭窄率约为 40%，术者决定对 LAD 进行介入治疗。术者对冠脉血管行 OCT 检查，图 B1 至图 B4 分别对应长轴的 E1 至 E4，图 B2 可见环形钙化及结节样钙化，图 B3 可见钙化弧大于 300°，图 B4 见 LAD 开口斑块负荷严重无合适的着落点（＊为分支），遂决定行旋磨术，将 1.75 mm 旋磨头送至 LAD 近中段以 150000～180000 r/min 的转速进行旋磨术，持续 5～8 s，共 3 次。复查 OCT（图 C1 至图 C4），比较相同位置的图 C2 与图 B2 可见钙化斑块的表面纤维帽消失，图 C3 可见斑块撕裂，术者先后采用 3.0 mm×15.0 mm，3.5 mm×15.0 mm 球囊扩张病变处,于 LAD 至 LM 段植入 3.5 mm×38.0 mm 药物支架,采用 4.5 mm×8.0 mm 高压球囊后扩张。复查 OCT(图 D1 至图 D4),支架成型良好,残余狭窄率小于 10%。冠脉造影结果如图 A3、图 A4 所示,远段 TIMI 血流分级为 3 级。

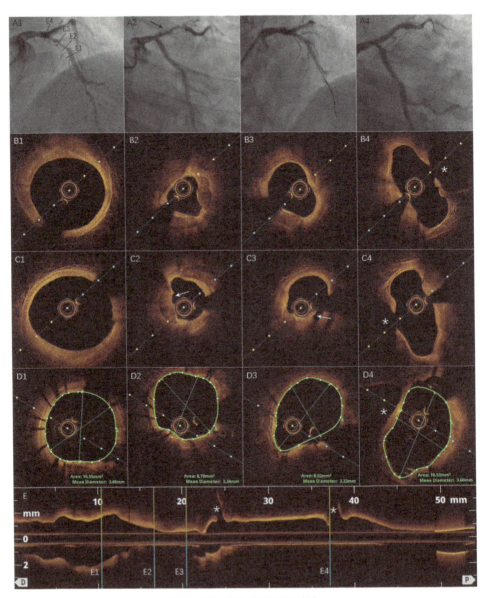

图 7-18 钙化病变行旋磨术

病例14 钙化病变

患者为男性，62岁，以主诉"反复胸闷3年，再发伴气促1月余"入院，既往有脑梗死病史，现遗留左侧肢体瘫痪；肺气肿。诊断为不稳定型心绞痛、冠状动脉粥样硬化性心脏病三支病变、高血压3级、高尿酸血症和阵发性房颤。

如图7-19所示，冠脉造影结果如图B1所示，可见LAD近中段狭窄率为50%~80%，第二对角支开口狭窄率约为90%，TIMI血流分级为3级，术者决定对LAD行介入治疗。OCT检查，如图A1至图A4所示，图A1至图A3均可见严重钙化斑块，图A4为LAD开口（*为分支），采用2.5 mm×20.0 mm球囊预扩张病变处。行OCT检查，如图B3箭头所示，斑块处可见中膜夹层，植入2.75 mm×38.0 mm药物支架，随后采用3.0 mm×15.0 mm高压球囊扩张支架。行OCT检查（图B4），显示支架贴壁良好，支架内最小管腔面积为4.55 mm^2，残余面积狭窄率为19%。术后冠脉造影（图B2），显示支架成型良好，TIMI血流分级为3级。

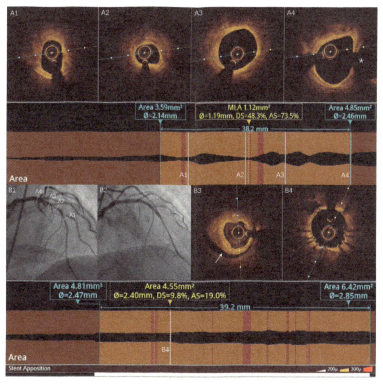

图7-19 钙化病变

7.2.6 分叉病变

病例 15　分叉病变

患者为男性，59 岁，以主诉"胸痛 1 天"入院，外院 CTA 显示 LAD 近段管腔是软斑块，管腔狭窄率为 60%～70%，诊断为冠状动脉粥样硬化性心脏病。

如图 7-20 所示，冠脉造影（图 A），可见 LAD 近段狭窄率约为 80%，TIMI 血流分级为 3 级，过导丝后对 LAD 行 OCT 检查（图 A1 至图 A3），管腔最窄处面积为 2.52 mm²（图 A2），图 A3 为主干末端，可见斑块严重，LAD 开口无合适的支架着落点，术者决定对 LAD 至 LM 行支架植入术，植入 3.5 mm×20.0 mm 药物支架于 LAD 至 LM 段，支架定位情况如图 B 所示，复查 OCT（图 B1 至图 B3），冠脉造影结果如图 C 所示。OCT 可见 LAD 开口处膨胀不良

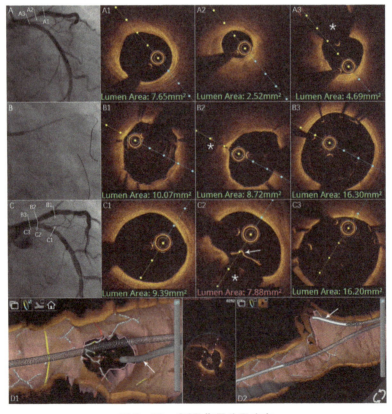

图 7-20　OCT 指导分叉病变

（图 B2），LM 支架贴壁不良（图 B3）。术者用 3.75 mm×10.00 mm 高压球囊后扩张 LAD 支架段，采用 4.0 mm×8.0 mm 高压球囊以 22～24 个标准大气压后扩张 LM 段。术者对 LCX 行 OCT 检查（图 C1 至图 C3），可见 LAD 支架钢梁突入 LCX 开口（图 C2 箭头所指），图 C3 可见支架贴壁不良得到了改善。如图 D1 所示，在 3D 视角下可见 LCX 导丝（图 D1 箭头所指）自 LCX 开口近段进入 LCX（图 D2），导致部分支架钢梁进入 LCX 开口。对于分叉病变行双支架植入术，理想情况下，分支导丝应从分支开口中间部分进入分支。OCT 影像 3D 视角有助于指导分支导丝进入合适的网孔。

7.3　OCT 评估支架植入后的并发症

7.3.1　支架边缘夹层

血管内支架植入后容易导致血管壁的损伤，这种损伤常发生在支架边缘。当发现支架边缘夹层时，术者观察患者的临床症状和心电图无明显的改变，TIMI 血流分级为 3 级，考虑其夹层可自行修复且预后较好，一般无须特殊处理；而夹层累及血管中膜，甚至出现血管壁内血肿或血管破裂时，应考虑立即植入支架。

建议术者将腔内影像的正常段作为支架的着落点，支架完全覆盖内膜撕裂片，维持管腔血流畅通，防止夹层扩展或血肿影响管腔。目前的专家共识提示，如果支架边缘夹层大于 60°，夹层的累积长度大于 3 mm，远端血管血流变慢，MLA 小于 5 mm^2，应考虑植入支架，避免造成不良的心血管事件。

病例 16　支架边缘夹层

患者为女性，65 岁，主诉"反复活动后胸闷痛 10 余天"，诊断为冠状动脉粥样硬化性心脏病、高血压 3 级和 2 型糖尿病。

如图 7－21 所示，前降支造影结果如图 A1 所示，可见钙化，其狭窄率为 50%～95%，前向 TIMI 血流分级为 3 级。术者对前降支行 OCT 检查，如图 A2 所示，可见最小管腔面积为 1.16 mm^2，管腔面积狭窄率为 70.7%；如图 A3 所示，可见 1—3 点钟方向为块状钙化，选取图 A2 为远段参考段，选取图 A4 为近段参考段，并测量直径及长度，使用 2.75 mm×24.00 mm 药物支架进行植入，支架定位如图 B1 箭头所示，采用 2.75 mm×12.00 mm 高压球囊以 12～

18个标准大气压后扩张支架。复查 OCT（图 C2 至图 C4），远段支架边缘（图 C3）可见夹层，图 C4 长轴夹层如箭头所示。考虑夹层累及长度较小，且造影血流未受影响（图 C1 箭头所示支架边缘），患者无不适，未予以处理。

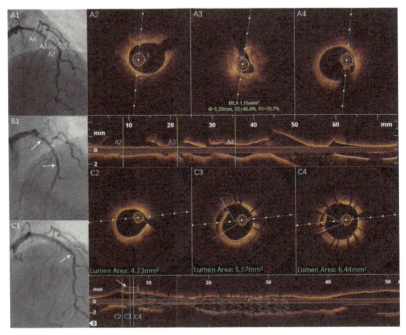

图 7-21　支架边缘夹层

7.3.2　组织脱垂

支架植入后组织脱垂的发生率较高，组织脱垂的发生与斑块性质有关。OCT 对组织脱垂的识别率很高。当支架位于 OCT 定义的 TCFA 或坏死核上时，更容易出现组织脱垂的现象。

对于支架植入后出现支架内组织脱垂的主要处理原则是：①如果支架内组织脱垂量少，突出管腔小于 200 μm，脱垂面积小于 10% 的支架内面积，支架膨胀良好，TIMI 血流分级为 3 级，可暂不进行处理，术后需要加强抗血小板的治疗；②如果支架内组织脱垂量大，突出管腔大于 200 μm，脱垂面积大于 10% 的支架内面积，支架膨胀不良，应使用与支架直径相同的高压球囊进行后扩张；③如果经方法②治疗后，仍不能改善支架内组织脱垂的情况，可考虑在组织脱垂处再植入支架，目的是将脱垂的组织覆盖，以增加有效管腔面积。

病例 17 斑块脱垂

患者为男性，54 岁，以主诉"胸闷 1 月余，加重 10 天"入院，诊断为冠状动脉粥样硬化性心脏病待排。

如图 7-22 所示，造影（图 A1）可见 RCA 的管壁不规整，近端狭窄率约为 80%，TIMI 血流分级为 3 级。术者行 OCT 检查（图 B1 至图 B4），图 B3 可见最小管腔面积为 1.7 mm^2，管腔面积狭窄率为 85.5%，选取远段参考血管（图 B1）和近段参考血管（图 B4），测得它们之间的距离为 27.2 mm，远段参考管腔平均直径为 3.72 mm。术者选取 4.0 mm×32.0 mm 药物支架（造影定位如图 A2 箭头所示），并用 4.0 mm×15.0 mm 高压球囊以 16～20 个标准大气压行后扩张，复查 OCT（图 C1 至图 C4），可见支架内少许组织脱垂（如图 C3、图 C4 箭头所示）。造影（图 A3）可见支架成型良好，TIMI 血流分级为 3 级。

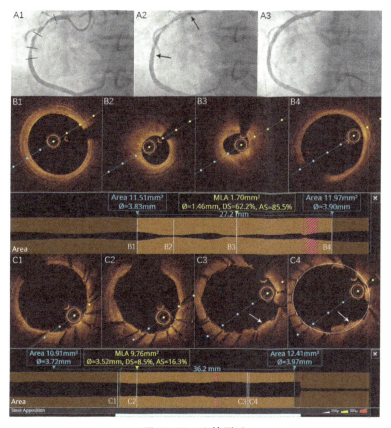

图 7-22 斑块脱垂

病例 18 血栓脱垂

患者为男性，44 岁，以主诉"反复胸闷、胸痛 1 年，气促半年，加重 1 个月"入院。既往史有高血压、糖尿病。诊断为慢性心力衰竭、冠状动脉粥样硬化性心脏病。

如图 7-23 所示，造影（图 B1）可见 RCA 中段狭窄率为 50%～60%，远端狭窄率约为 99%，前向 TIMI 血流分级为 3 级。术者采用 2.5 mm×20.0 mm 球囊送至 RCA 远端以 12～16 个标准大气压预扩张，同时于远端病变处植入

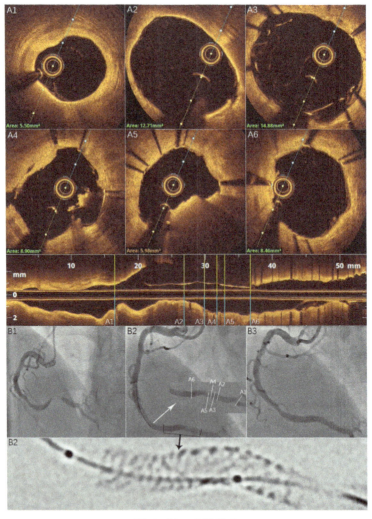

图 7-23 血栓脱垂

3.5 mm×24.0 mm 药物支架，用 3.5 mm×8.0 mm 高压球囊扩张后复查造影（图 B2），可见支架内充盈缺损，使用支架精显技术，可见支架成型良好（图 B2 的黑色箭头所示），支架内充盈缺损问题可排除支架膨胀不良。术者使用 OCT 检查血管（图 A1 至图 A6），可见支架边缘有内皮侵蚀（图 A2 中 4 点钟方向），支架远端处明显支架贴壁不良（图 A3），充盈缺损处可见有大量的组织脱垂（图 A4、图 A5），根据 OCT 影像学表现考虑脱垂物为血栓，近端支架处也可见组织脱垂（图 A6）。考虑脱垂的情况需要进行干预，术者采用 3.5 mm×8.0 mm 的高压球囊于支架内以 16～22 个标准大气压行后扩张，复查造影（图 B3）可见支架内无残余狭窄，前向 TIMI 血流分级为 3 级。

7.4 OCT 评估在支架植入后随访中的应用

在随访中，OCT 在评估支架内膜覆盖情况、支架内再狭窄及血栓形成等方面明显优于 IVUS 和冠状动脉造影，OCT 凭借其较高的分辨率能够清晰地显示支架小梁与血管壁之间的关系，以及帮助我们了解支架小梁与血管壁之间的动态变化关系。

支架植入失败原因主要包括支架内血栓、早/晚期贴壁不良、支架内再狭窄及支架断裂等。支架内膜覆盖不良与过度增生均会引起不良心血管事件，内皮组织修复延缓可能导致内皮化不全，是晚期发生血栓事件的隐患。如果内膜过度增生，将会导致有效管腔面积减少，引起心肌缺血甚至心绞痛等症状。

病例 19　支架后随访

患者为男性，61 岁，以主诉"活动后胸闷 1 年余"入院，既往 2 年前于右冠、左主干、前降支及对角支植入支架，诊断为冠状动脉粥样硬化性心脏病支架植入后。

如图 7-24 所示，造影示支架内轻度内膜增生（图 A、图 B、图 C），OCT 检查对角支（图 A1、图 A2、图 A3），图 A1 可见内膜覆盖良好，图 A2 可见轻度内膜增生，图 A3 可见内膜覆盖良好。OCT 检查前降支（图 B1、图 B2、图 B3），图 B1 可见支架贴壁好但内膜未完全覆盖支架，图 B2 内膜覆盖良好，图 B3 内膜覆盖良好伴少许内膜增生；OCT 检查右冠状动脉（图 C1、图 C2、图 C3），图 C1 可见内膜覆盖良好，图 C2 可见内膜轻度增生，图 C3 示内膜覆盖良好。

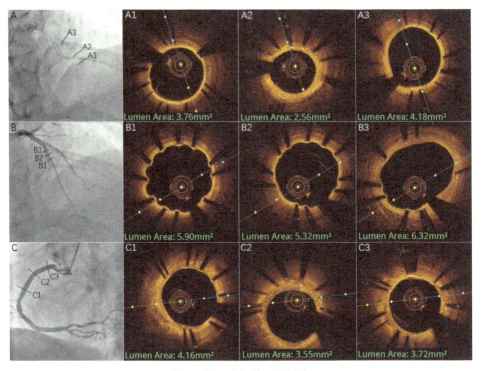

图 7-24 支架植入后随访

病例 20 支架内再狭窄

患者为男性，67 岁，以主诉"反复胸闷、心悸 5 年余支架植入术后，胸闷 1 周"入院。既往有房颤射频消融术病史，一年半前在前降支植入两枚支架。诊断为冠状动脉粥样硬化性心脏病支架植入后。

如图 7-25 所示，图 B1 可见前降支支架内局限性狭窄，狭窄率约为 80%，术者行 OCT 检查（图 A1 至图 A4），原支架重叠处可见支架内严重再狭窄（图 A2），管腔面积为 2.02 mm^2，图 A4 可见支架晚期贴壁不良（如箭头所示）。术者选用 2.75 mm×10.00 mm 切割球囊于如图 A2 所示处以 14～20 个标准大气压扩张，并用 2.75 mm×15.00 mm 高压球囊以 10～14 个标准大气压扩张支架内病变处。术者再次行 OCT 检查，结果如图 B2、B4（图 B2 对应于图 A2，图 B4 对应于图 A4）所示，图 B2 可见切割球囊切割痕迹（如箭头所示），管腔面积为 4.46 mm^2，图 B4 可见术前晚期支架贴壁不良的支架小梁完全贴合血管壁，管腔面积增大。术后造影（图 B3）可见支架膨胀良好，无残余狭窄，TIMI 血流分级为 3 级。

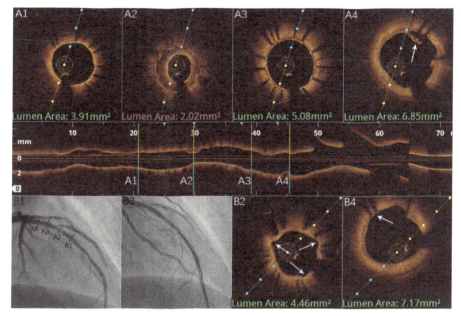

图7-25 病例20 支架内狭窄

病例21 支架内再狭窄

患者为男性，76岁，以主诉"突发胸痛3小时"入院，既往史有高血压病史，阵发性房颤。诊断为急性冠脉综合征（冠心病、三支病变、支架置入术后）。

如图7-26所示，造影（图C1）可见LM、LAD和LCX均有支架，LAD开口支架内狭窄率约为70%，LCX开口处支架内狭窄率约为90%。术者对LAD行OCT检查（图A1至图A4），图A3可见LAD开口处支架内为纤维斑块引起的狭窄，管腔面积为4.28 mm^2；术者对LCX行OCT检查（图B1至图B4），图B2、图B3可见LCX开口处严重的支架内狭窄，属于异质性斑块增生，最小管腔面积为1.47 mm^2。术者决定对LCX行PTCA，图B3可见LCX开口斑块负荷较重，无相对正常段，因此术者于支架内采用3.5 mm×10.0 mm切割球囊以8个标准大气压扩张，切割球囊扩张时少许突入主干，再用3.5 mm×17.0 mm药物球囊以12个标准大气压扩张支架，持续60 s。术者复查OCT（图C2、图C4），图C2可见术前最窄处的管腔面积增大至7.1 mm^2，并可见切割球囊处理后的痕迹（如图C2箭头所指），主干末端也可见切割痕迹（如图C4箭头所指，图C2对应于图B2，图C4对应于图B4）。术后复查造影（图C3），支架内狭窄明显改善，TIMI血流分级为3级。

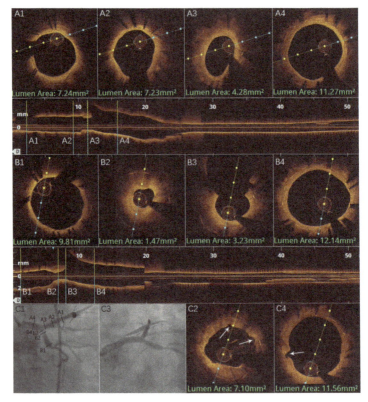

图 7-26　病例 21 支架内狭窄

7.5　OCT 在急性冠脉综合征中的应用

冠心病的一个主要致死原因就是急性冠脉综合征（acute coronary syndrome，ACS），OCT 可以精准检测易损斑块及 ACS 中罪犯病变的特征，从而优化对 ACS 的救治。

引起 ACS 最常见的三种病理学机制是斑块破裂、斑块侵蚀和钙化结节。OCT 由于具有较高的分辨率，对上述病变的识别率优于冠状动脉造影和 IVUS，尤其是对一些斑块内微结构的识别，如薄纤维帽粥样硬化斑块（TCFA）、斑块破裂、血栓、巨噬细胞浸润及微通道等。最近，于波的团队研究发现 OCT 观察下的斑块破裂、斑块侵蚀、钙化结节分别占 ACS 罪犯病变的 43.7%、31%、7.9%。

病例 22　急性心肌梗死

患者为男性，63 岁，以主诉"胸闷痛 3 天"入院，既往有高血压病史 3 年，脑梗死病史 3 年，诊断为急性下壁心肌梗死。

如图 7-27 所示，造影见 RCA 近段为弥漫性病变，中远段为闭塞病变，前向 TIMI 血流分级为 0 级。术者使用 2.0 mm×20.0 mm、2.5 mm×20.0 mm 球囊预扩张后行血栓抽吸术。随后行 OCT 检查（图 B1 至图 B4），图 B1 可见大角度夹层，图 B2 可见易损斑块的角度超过 300°，图 B3 箭头所指为斑块破裂，同时可见残留纤维帽，图 B4 可见较大的红色血栓（箭头所指）。术者依次植入 2.75 mm×28.00 mm、3.5 mm×38.0 mm 药物洗脱支架，并用 3.75 mm×15.00 mm 高压球囊行后扩张。术者再次行 OCT 检查（图 C1 至图 C4），可见支架内少许组织脱垂（图 C3 中箭头所指）。造影结果如图 A3 所示，血管成型良好，TIMI 血流分级为 3 级。

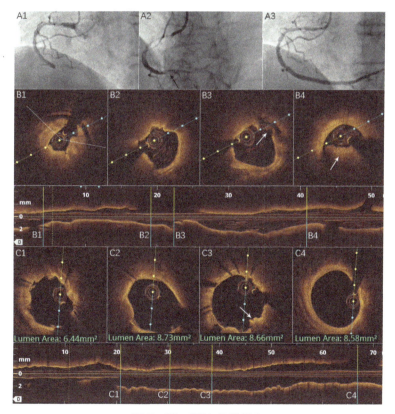

图 7-27　RCA 急性闭塞

病例 23 急性心肌梗死

患者为女性，49 岁，以主诉"活动后气促 2 周余，胸闷痛 2 天"入院，诊断为非 ST 段抬高型心肌梗死。

如图 7-28 所示，造影结果如图 A1 所示，LCX 中段以远完全闭塞，前向 TIMI 血流分级为 0 级。术者采用正向开通血管后，用 2.0 mm×15.0 mm 球囊以 14 个标准大气压于 LCX 中段病变处预扩张。随后行 OCT 检查（图 B1 至图 B4），可见图 B2 有白血栓（箭头所指），图 B3 可见大角度脂质斑块，最小管腔面积为 1.77 mm^2。复查造影（图 A2），LCX 的残余狭窄率为 30%~40%，远段 TIMI 血流分级为 3 级。考虑狭窄段较短，且在 LCX 远段，本次未植入支架，采取药物治疗。

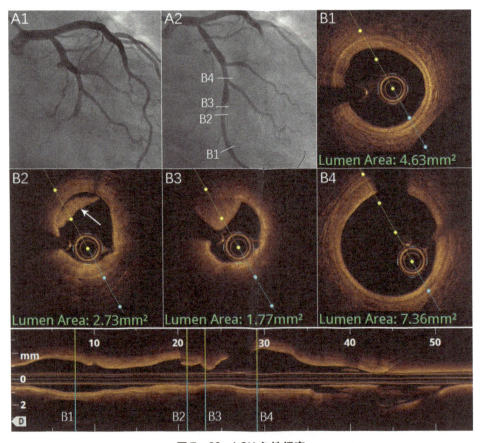

图 7-28 LCX 急性闭塞

病例24　急性心梗过窗口期

患者为男性，65岁，以"胸痛42小时"入院，诊断为急性前壁心肌梗死（ST段抬高型）。

如图7-29所示，造影（图B1），LAD中段狭窄率为85%～95%，前向TIMI血流分级为2级。术者于LAD行OCT检查（图A1至图A4），图A2箭头所指为血栓突入管腔，图A3箭头所指为胆固醇结晶，图A4箭头所指为巨噬细胞，依据远段参考血管（图A1），于LAD植入2.75 mm×32.00 mm药物洗脱支架，并用2.75 mm×12.00 mm的高压球囊行后扩张。再次行OCT检查（图B3、图B4），图B4可见支架内少许组织脱垂（箭头所指）。术后复查造影，结果如图B2所示，LAD中段无残余狭窄，支架膨胀良好，前向TIMI血流分级为3级。

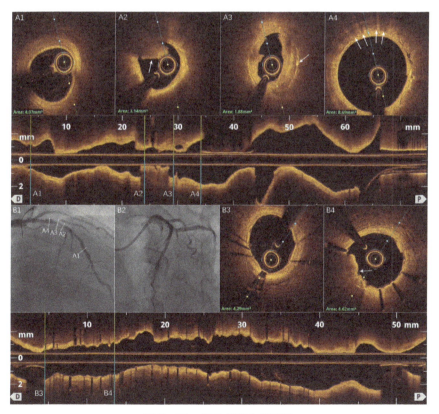

图7-29　急性前壁心肌梗死

参考文献

[1] 蔡金赞，冒晨昱，朱永翔，等. 光学相干断层成像在冠状动脉分叉病变介入治疗中的研究进展 [J]. 中华心血管病杂志，2017，45（1）：67-69.

[2] 郭军，孙璐，陈韵岱，等. 光学相干断层成像与血管内超声评价冠状动脉斑块的病理对照研究 [J]. 中华心血管病杂志，2012（4）：302-306.

[3] 侯方杰，周玉杰. 光学相干断层成像技术在冠状动脉内应用的研究进展 [J]. 中国循环杂志，2018，33（8）：816-818.

[4] 侯静波，孟令波，景慎鸿，等. 光学相干断层成像和血管内超声在冠状动脉介入手术中的应用 [J]. 中华心血管病杂志，2008（11）：980-984.

[5] 金德奎，金至赓，魏玉杰，等. 光学相干断层成像评价冠状动脉粥样硬化斑块内微血管的研究进展 [J]. 中华心血管病杂志，2016，44（1）：80-82.

[6] 孔令秋，李燕伟，董勇，等. 编织冠状动脉的血管内超声及光学相干断层显像影像特点 [J]. 中华超声影像学杂志，2021，30（1）：20-24.

[7] 李崇剑，徐波，宋雷，等. 生物可吸收支架 Firesorb 首次用于人体治疗冠心病的安全性和可行性：四年临床随访结果 [J]. 中华心血管病杂志，2021，49（2）：128-135.

[8] 刘志江，石蓓，邓婵翠，等. 药物洗脱支架置入术后支架内再狭窄伴新生动脉粥样硬化形成的光学相干断层成像分析 [J]. 中华心血管病杂志，2018，46（1）：44-49.

[9] 王天杰，杨跃进. 光学相干断层成像技术在冠心病介入诊疗中的优势与前景 [J]. 中华心血管病杂志，2011（5）：479-480.

[10] 谢洪智，沈珠军. 冠脉内光学相干成像临床应用研究进展 [J]. 临床内科杂志，2010，27（7）：446-448.

[11] 于波，方唯一，陈韵岱，等. 光学相干断层成像技术在冠心病介入诊疗领域的应用中国专家建议 [J]. 中华心血管病杂志，2017，45（1）：5-12.

[12] 于波，葛均波，韩雅玲，等. 心血管临床光学相干断层成像技术 [M].

北京：人民卫生出版社，2020.

［13］周鹏，刘臣，谭宇，等. 光学相干断层成像指导与冠状动脉造影指导直接经皮冠状动脉介入治疗 6 个月随访结果的比较［J］. 中华心血管病杂志，2020（3）：217-218.

［14］ALIZA，KARIMI G K，MAEHARA A，et al. Outcomes of optical coherence tomography compared with intravascular ultrasound and with angiography to guide coronary stent implantation：one-year results from the ILUMIEN Ⅲ：OPTIMIZE PCI trial［J］. EuroIntervention，2021，16（13）：1085-1091.

［15］ALIZ，LANDMESSER U，GALOUGAHIKK，et al. Optical coherence tomography-guided coronary stent implantation compared to angiography：a multicentrerandomised trial in PCI - design and rationale of ILUMIEN IV：OPTIMAL PCI［J］. EuroIntervention，2021，16（13）：1092-1099.

［16］ALIZA，MAEHARA A，GÉNÉREUX P，et al. Optical coherence tomography compared with intravascular ultrasound and with angiography to guide coronary stent implantation（ILUMIEN Ⅲ：OPTIMIZE PCI）：a randomised controlled trial［J］. The Lancet，2016，388（10060）：2618-2628.

［17］ANTONSENL，THAYSSEN P，MAEHARA A，et al. Optical coherence tomography guided percutaneous coronary intervention with nobori stent implantation in patients with non-ST-segment-elevation myocardial infarction（OCTACS）trial［J］. Circulation：Cardiovascular Interventions，2015，8（8）：e2446.

［18］BELKACEMIA，STELLA PR，ALIDS，et al. Diagnostic accuracy of optical coherence tomography parameters in predicting in-stent hemodynamic severe coronary lesions：validation against fractional flow reserve［J］. International Journal of Cardiology，2013，168（4）：4209-4213.

［19］BOGALEN，LEMPEREUR M，SHEIKH I，et al. Optical coherence tomography（OCT）evaluation of intermediate coronary lesions in patients with NSTEMI［J］. Cardiovascular Revascularization Medicine，2016，17（2）：113-118.

［20］BURZOTTAF，LEONE A，AURIGEMMA C，et al. Fractional flow reserve or optical coherence tomography to guide management of angiographicallyintermediate coronary stenosis［J］. JACC：Cardiovascular Interventions，2020，13（1）：49-58.

［21］BURZOTTA F，NERLA R，HILL J，et al. Correlation between frequencydomain optical coherence tomography and fractional flow reserve in angiographically-intermediate coronary lesions [J]. International Journal of Cardiology, 2018, 253: 55 - 60.

[22] EMORI H, KUBO T, SHIONO Y, et al. Comparison of optical flow ratio and fractional flow ratio in stent-treated arteries immediately after percutaneous coronary intervention [J]. Circulation Journal, 2020, 84 (12): 2253 - 2258.

[23] ENGEL L C, LANDMESSER U, ABDELWAHED Y S, et al. Comprehensive multimodality characterization of hemodynamically significant and non-significant coronary lesions using invasive and noninvasive measures [J]. PLOS ONE, 2020, 15 (1): e228292.

[24] GONZALO N, ESCANED J, ALFONSO F, et al. Morphometric assessment of coronary stenosis relevance with optical coherence tomography [J]. Journal of the American College of Cardiology, 2012, 59 (12): 1080 - 1089.

[25] GUTIÉRREZ-CHICO J L, CHEN Y, YU W, et al. Diagnostic accuracy and reproducibility of optical flow ratio for functional evaluation of coronary stenosis in a prospective series [J]. Cardiology Journal, 2020, 27 (4): 350 - 361.

[26] HU S, YONETSU T, JIA H, et al. Residual thrombus pattern in patients with ST-segment elevation myocardial infarction caused by plaque erosion versus plaque rupture after successful fibrinolysis: an optical coherence tomography study [J]. J Am CollCardiol, 2014, 63 (13): 1336 - 1338.

[27] IANNACCONE M, D'ASCENZO F, FRANGIEH A, et al. Impact of an optical coherence tomography guided approach in acute coronary syndromes: a propensity matched analysis from the international FORMIDABLE-CARDIOGROUP IV and USZ registry [J]. Catheterization and Cardiovascular Interventions, 2017, 90 (2): E46 - E52.

[28] KARA P, CERVINKA P, JAKL M, et al. OCT guidance during stent implantation in primary PCI: a randomized multicenter study with nine months of optical coherence tomography follow-up [J]. International Journal of Cardiology, 2018, 250: 98 - 103.

[29] MAEHARA A, BEN-YEHUDA O, ALI Z, et al. Comparison of stent expansion guided by optical coherence tomography versus intravascular ultrasound [J]. JACC. Cardiovascular interventions, 2015, 8 (13): 1704 - 1714.

[30] MENEVEAU N, SOUTEYRAND G, MOTREFF P, et al. Optical coherence tomography to optimize results of percutaneous coronary intervention in patients

with non-ST-elevation acute coronary syndrome [J]. Circulation, 2016, 134 (13): 906-917.

[31] MINTZ G S, GUAGLIUMI G. Intravascular imaging in coronary artery disease [J]. Lancet, 2017, 390 (10096): 793-809.

[32] NOGIC J, PROSSER H, O'BRIEN J, et al. The assessment of intermediate coronary lesions using intracoronary imaging [J]. Cardiovascular Diagnosis and Therapy, 2020, 10 (5): 1445-1460.

[33] PRATI F, VITO D L, BIONDI-ZOCCAI G, et al. Angiography alone versus angiography plus optical coherence tomography to guide decision-making during percutaneous coronary intervention: the Centro per la Lotta contro l'Infarto-Optimisation of Percutaneous Coronary Intervention (CLI-OPCI) study [J]. EuroIntervention, 2012, 8 (7): 823-829.

[34] PYXARAS S A, TU S X, BARBATO E, et al. Quantitative angiography and optical coherence tomography for the functional assessment of nonobstructive coronary stenoses: comparison with fractional flow reserve [J]. American Heart Journal, 2013, 166 (6): 1010-1018.

[35] RÄBER L, MINTZ G S, KOSKINAS K C, et al. Clinical use of intracoronary imaging. Part 1: guidance and optimization of coronary interventions. An expert consensus document of the European Association of Percutaneous Cardiovascular Interventions [J]. European Heart Journal, 2018, 39 (35): 3281-3300.

[36] REITH S, BATTERMANN S, JASKOLKA A, et al. Relationship between optical coherence tomography derived intraluminal and intramural criteria and haemodynamic relevance as determined by fractional flow reserve in intermediate coronary stenoses of patients with type 2 diabetes [J]. Heart, 2013, 99 (10): 700-707.

[37] SHETHTN, KAJANDER O A, LAVI S, et al. Optical coherence tomography-guided percutaneous coronary intervention in ST-segment-elevation myocardial infarction [J]. Circulation: Cardiovascular Interventions, 2016, 9 (4): e3414.

[38] SHIONO Y, KITABATA H, KUBO T, et al. Optical coherence tomography-derived anatomical criteria for functionally significant coronary stenosis assessed by fractional flow reserve [J]. Circulation Journal, 2012, 76 (9): 2218-2225.

[39] USUI E, YONETSU T, KANAJI Y, et al. Relationship between optical coherence tomography-derived morphological criteria and functional relevance as determined by fractional flow reserve [J]. Journal of Cardiology, 2018, 71 (3/4): 359-366.

[40] WILLIAM W, JUNYAS, JONES M R, et al. Optical coherence tomography imaging during percutaneous coronary intervention impacts physician decision-making: ILUMIEN I study [J]. European Heart Journal, 2015, 36 (47): 3346-3355.